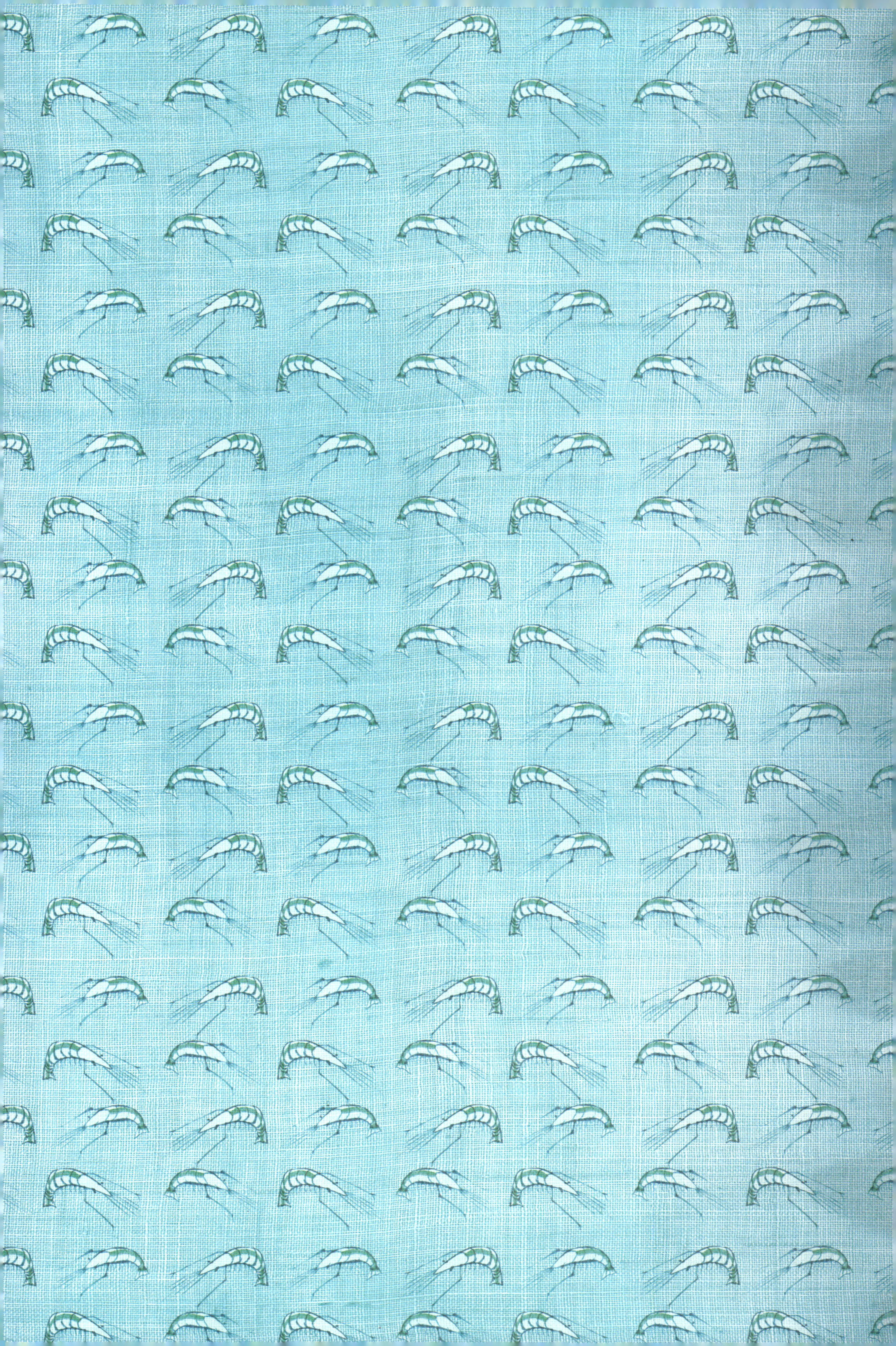

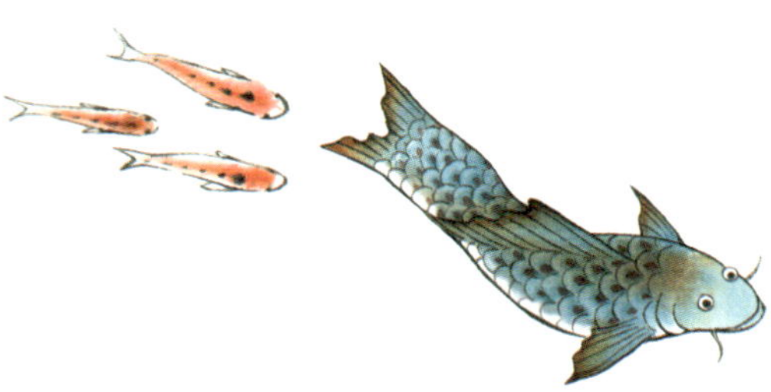

소중한 시간을 함께할 아름다운 동행

치매환자를 위한 기억여행

여름

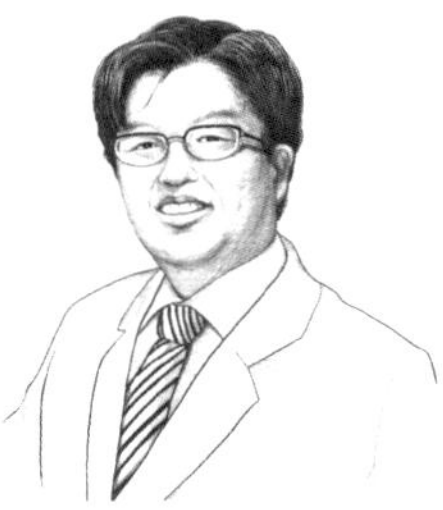

김 기 웅

분당서울대학교병원 치매 및 인지장애센터 책임교수
서울대학교 자연과학대학 뇌인지과학과 교수
중앙치매센터장
한국노년신경정신약물 학회장

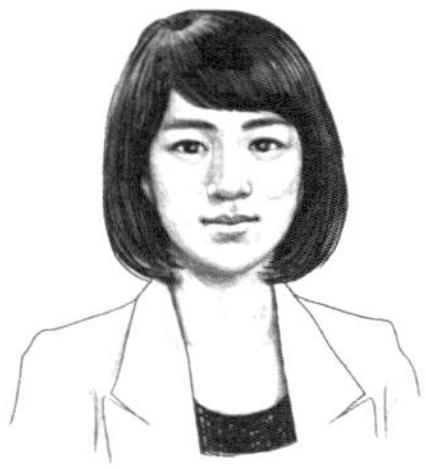

이 정 원

분당서울대학교병원 치매 및 인지장애센터 연구원

치매환자를 위한 기억여행

첫째판 1쇄 인쇄 | 2014년 3월 25일
첫째판 1쇄 발행 | 2014년 4월 10일

지 은 이 김기웅, 이정원
발 행 인 장주연
출 판 기 획 이혜옥
편집디자인 차명원
표지디자인 전선아
일 러 스 트 이혜옥, 문승호, 이호현, 김봉준, 장주희
발 행 처 군자출판사
등록 제 4-139호(1991. 6. 24)
본사 (110-717) 서울특별시 종로구 창경궁로 117 (인의동) 동원빌딩 6층
전화 (02) 762-9194/5 팩스 (02) 764-0209
홈페이지 | www.koonja.co.kr

군자출판사는 한 권의 책이 생명을 살린다는 마음으로 정성을 다해 책을 만듭니다.

* 파본은 교환하여 드립니다.
* 검인은 저자와의 합의 하에 생략합니다.

ISBN 978-89-6278-870-9 세트
정가 100,000원

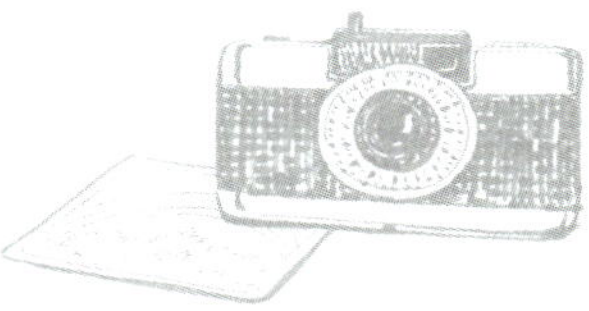

기억여행

치매환자를 위한

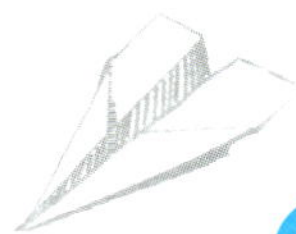

여름

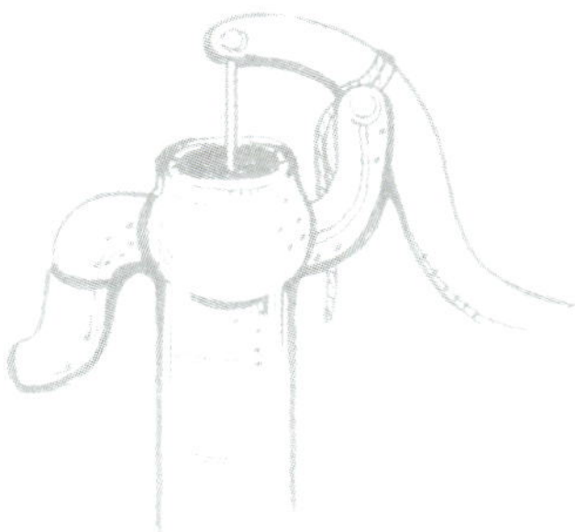

김기웅 | 이정원

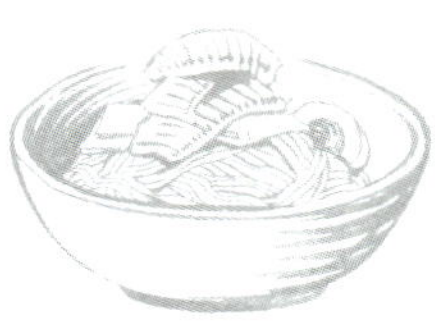

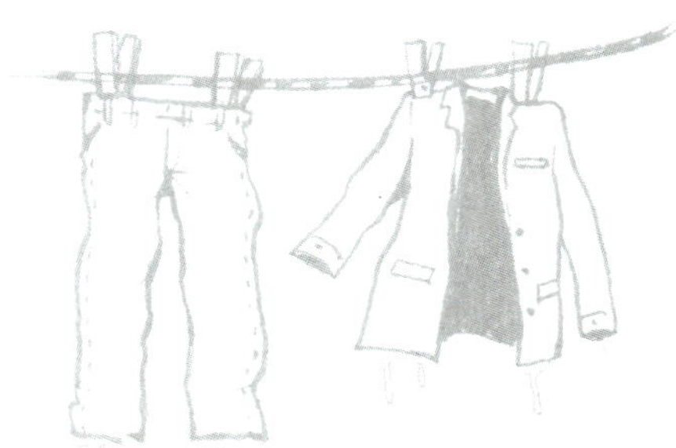

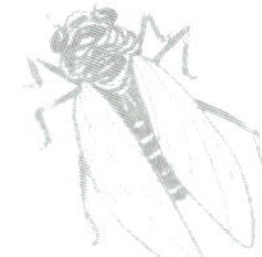

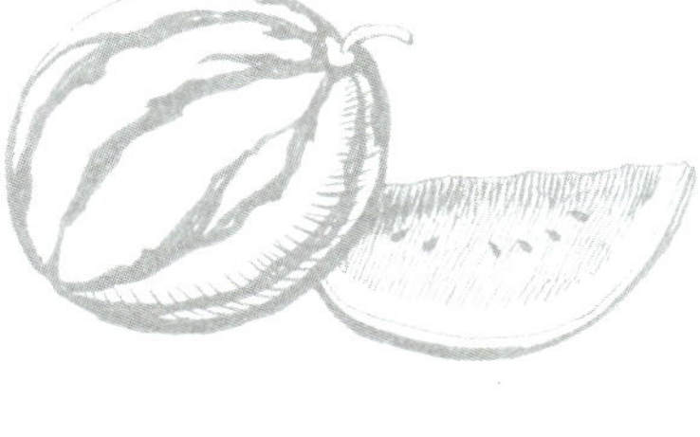

군자출판사

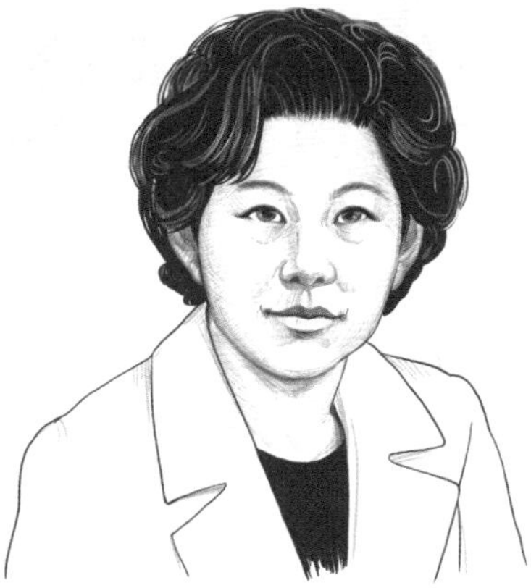

엄마를 알아가는 과정

삼년 전, 어머님이 치매 진단을 받은 지인으로부터 전화를 받았습니다. 답답한 마음에 이것저것 의논하며 열심히 함께 방법을 찾아보았습니다. 지인의 어머님은 유명하신 치매전문의에게 진료를 받고 있었고 장기요양등급이 되셔서 요양보호사가 파견 된 서비스를 받고 계셨습니다. 함께 사는 따님은 어머님을 치매지원센터에도 모시고 가고 본인도 치매 가족 훈련을 받는 등 모든 방법을 다 동원하여 정성을 다해 어머님을 모시고 있어 제가 해드릴 수 있는 것은 별로 없었습니다.
치매 환자를 이해하고, 치매 환자에게 중요하고 익숙한 환경에서 지속적으로 따뜻한 사람들에 둘러싸여 생활하고 계셨기 때문입니다. 그러나 잇따른 어머님의 낙상, 뇌경색등의 발병과 돌발 행동에 따님의 하루하루는 정말 힘겹고 지쳐 많이 안타까웠습니다.

저는 치매전문의가 쓴 이 책을 따님께 선물하려 합니다.
아픈 어머니를 책임감으로 돌보는 것이 아니라 어머니와 따님이 함께 엄마를 알아가는 여정으로 시작해보라고 권하고 싶습니다. 서로 부드럽게 손을 잡고 체온을 나누면서, 산책하실 수 있으면 밖으로 나가고, 누우셨으면 햇살 바른 창가에서 이 책을 펴보길 권하고 싶습니다.
이 책은 치매에게 반응하는 것이 아니라 어머니에게 말걸기를 어떻게 해야 하는지를 하나씩 안내하고 있습니다. 엄마가 입을 떼기 시작하면 아마도 내가 얼마나 엄마를 몰랐는지 깜짝 놀라게 될 것입니다. 병에 감춰진 엄마를 통해 또 자신도 돌아보면서 지친 마음이 절로 추스려 지리라 기대합니다.

이 책이 치매어르신을 돌보는 일을 하는 사회복지사로서 아픈 어르신들 뿐 아니라 부모님을 모시는 많은 분들에게 사용되기를 추천합니다.
더 늦기 전에 부모님을 온전히 알게 되는 길잡이가 될 것이며 그것이 나를 어떻게 성장시키는지 감동을 경험하게 될 것입니다.

한국재가노인복지협회회장 김 지 영

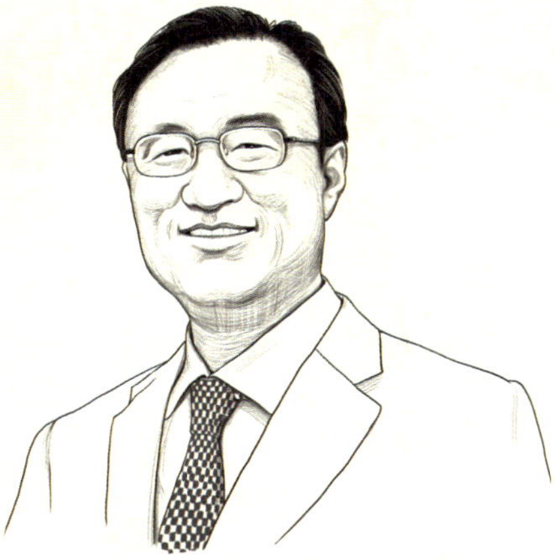

곁에 두고 함께 하는

치매 환자 가족들을 만나다 보면 '환자를 위해 내가 무엇을 해야 하나요?'라는 질문을 많이 받게 됩니다.

의외로 답은 정해져 있습니다. 환자 혼자 우두커니 방치되어 있는 시간을 줄이는 것. 관심을 가지고 적절한 신체적, 정서적, 지적 자극을 제공하는 것이 그것입니다.

그렇지만 치매 환자와 함께 쉽지 않은 하루하루를 견뎌나가야 하는 가족들에게 이런 답은 손에 잡히지 않게 막연합니다.

'치매환자를 위한 기억여행'은 치매 환자가 방치되지 않도록 가족들이 도움이 되는 지적 자극들을 주고자 할 때 한 손에 들고 바로 활용해 볼 수 있는 구체적인 방법을 담고 있습니다. 꼭 가족이 아니더라도 치매 환자와 의미 있는 시간을 나누고 싶은 분들이라면 누구라도 활용해보라고 권하고 싶은 책입니다.

서울대학교병원 치매클리닉 책임교수 이 동 영

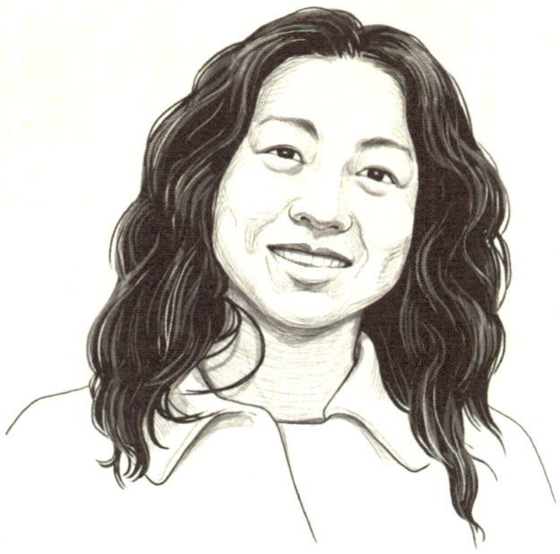

행복한 기억의 여행

우리는 남녀노소 할 것 없이 정도는 다양하겠으나 여행을 좋아하지요. 아마도 그것은 여행이 일상에서 잠시 탈출하여 자신을 묶고 있던 속박에서 벗어나 또 다른 나와 만나는 시간이며, 그 시간이 가득 충전된 에너지를 가지고 또다시 주어진 하루하루에 온 정성을 다할 수 있도록 끌어주는 묘한 매력이 있기 때문일 겁니다.

'치매환자를 위한 기억여행'은 그 여행의 즐거움을 나 혼자가 아닌, 내 곁에서 가깝게 혹은 멀리 있는 치매환자와 함께 나눌 수 있도록 너무나도 친절하게 안내해 준다는 점에서 그 매력과 가치가 있습니다. 치매환자와 무언가에 대해 도란도란 이야기를 나눈다는 것은 정말 어려운 일이며 웬만한 인내심과 노력이 없이는 불가능합니다. 또한, 그러한 순간들을 매번 곁에서 지켜보며 가슴아파할 가족의 마음은 제3자인 우리들이 감히 헤아릴 수가 없다는 것은 너무도 잘 알려진 사실입니다. 따라서, 치매환자와 가족이 현재라는 시간의 속박에서 벗어나 기억의 자락마다 숨어있는 이야기 속으로 함께 여행을 떠날 수 있다는 것은 생각만으로도 기쁘고 설레는 일입니다. 그 설레임이 즐거움과 행복한 경험으로, 충만한 삶의 에너지로 바뀌어, 가끔씩은 포기해 버리고도 싶은 치매와의 줄다리기에서 끝까지 최선을 다 할 수 있도록, 손자병법과도 같은 전략이 이 책 속에 있습니다.

'치매환자와 함께하는 기억여행'은 봄, 여름, 가을, 겨울의 4계절에 따라 다양하게 구성된 주제별 사진을 중심으로 치매환자가 시각, 청각, 후각, 촉각을 통해 익숙했던 옛 기억을 떠올리고 그 기억에 대한 이야기를 할 수 있도록 각 사진에 대한 단계별 질문들이 있으며, 치매환자의 답변에 따라 적절하게 반응할 수 있는 가족의 응답 예시도 포함되어 있습니다. 치매환자와 가족이 함께 나눌 수 있는 이야기와 활동의 주제가 이 책속에 무궁무진하게 담겨 있으며, 숙련도의 정도와 상관없이 마음만 있다면 누구나 이 책을 쉽게 활용할 수 있다는 것이 또 하나의 장점이라 생각됩니다. 마지막으로, 이 책을 만나는 모든 치매환자와 가족이 행복한 기.억.여.행.을 떠날 수 있길 기대해 봅니다.

고려대학교 간호대학 교수 송 준 아

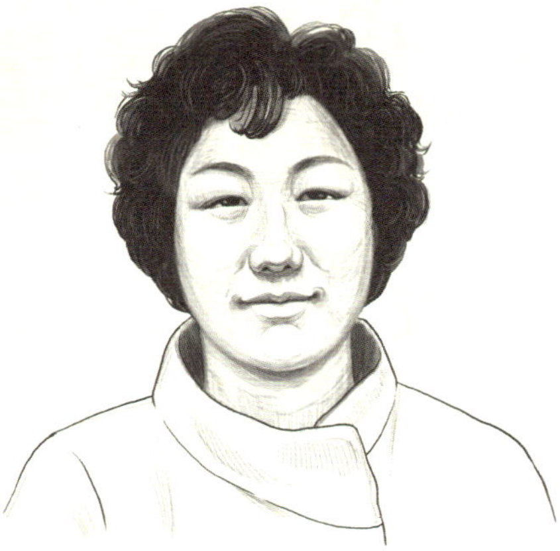

회상으로 치유하다

치매환자가 의미 있는 활동에 참여하면 기억력, 지남력 등의 인지기능과 자신의 문제행동을 인식하고, 그에 대한 대처방법 및 수행기술을 증진시킴으로써 일상생활에서의 기능적인 독립성이 향상될 수 있습니다. 또한 이러한 활동에 보호자가 함께 참여하거나 참여할 수 있도록 도우면 돌봄으로 인한 우울감과 돌봄 부담이 감소될 수 있습니다.

치매환자의 인지기능증진을 위한 의미 있는 활동 중에서 회상활동은 과거의 경험과 기억을 재생하는 활동으로 자신과 관련된 물건, 경험 등에 대하여 이야기함으로써 인지기능을 자극하고 과거 긍정적인 자아상을 다시 한 번 느껴보도록 하는 활동입니다. 치매환자와 보호자가 함께 유쾌한 경험을 회상하여 이야기하면 기억을 공유하고 서로를 지지하게 됨으로써 긍정적인 심리적 효과와 함께 환자와 보호자간의 이해와 공감을 촉진시킬 수 있습니다.

치매환자를 위한 기억여행은 계절별로 24개씩 총 96개의 주제가 제시되어 있어서 날자, 계절 등 치매환자가 초기부터 혼란스러워하는 시간에 대한 인식훈련과 함께 회상을 유도할 수 있도록 다양한 질문이 제시되어 있어서 처음 기억여행을 접하는 치매환자와 보호자도 쉽고 즐겁게 회상활동을 할 수 있도록 구성되어 있습니다.

치매환자를 위한 기억여행은 기존의 회상활동 책에서는 다루지 못했던 내용을 제시하고 있습니다. 회상주제와 공통점이 있는 사진과 없는 사진을 함께 제시하여서 관련성을 찾는 활동단계는 주의력, 판단력, 집행기능 등 치매환자의 인지기능 증진에도 도움이 될 것입니다. 특히 주제와 관련해서 치매환자와 가족이 함께 해볼 수 있는 활동을 제시하고 사진과 같은 활동의 결과물을 붙이거나 확인할 수 있도록 구성된 활동단계는 실제적인 생활에서의 기능증진에 많은 도움이 될 것입니다.

궁극적으로 치매중증으로의 진행 속도를 늦추고, 보호자의 돌봄 부담을 감소시킴으로써 삶의 질 향상에 많은 도움이 될 것이기에 치매환자 가족과 관련 전문가에게 기쁜 마음으로 적극 추천하는 바입니다.

전국대학작업치료교수협의회장 정 원 미

치매환자를 위한 기억여행

잃어버린 시간을 찾아서

'The 36-Hour Day'(36시간 같은 하루), 미국 국립노화연구소에서 치매 환자를 돌보는 분들을 위해 제작한 안내서의 제목입니다. 치매 환자를 돌보는 것이 그만큼 힘들다는 뜻 일겁니다.

다른 노인병 환자들과는 달리 치매 환자가 유독 돌보기 어려운 데에는 여러 가지 이유가 있습니다. 우선 치매 환자가 스스로 치료 행위를 할 수 없는 경우가 많아 치료 자체를 본인보다는 가족이 나서서 해야 하는 경우가 많습니다. 또 치매 환자는 일상생활의 상당 부분을 스스로 수행할 수 없어 치료뿐만 아니라 생활 자체도 가족의 도움이 필요합니다. 우리나라의 경우, 가족이 치매 환자를 돌보는데 쓰는 시간과 비용은 연간 2,500시간과 2,000만원에 이릅니다.

가족을 더욱 힘들게 하는 것은 치매는 아직 완치 가능한 치료제가 없다는 사실입니다. 꾸준히 약물 치료를 해도 어쩔 수 없이 조금씩 약해져가는 내 아내, 내 남편, 내 부모님을 위해, 36시간처럼 길기만 한 하루하루를 좀 더 즐겁고 지혜롭게 보낼 방법은 없는 걸까요? 가족이 하루하루를 어떻게 설계해야 치매 환자에게 도움이 될까요?

저는 '치매 환자를 위한 기억 여행'이 치매 환자 가족들의 이런 바람에 작은 희망이 될 수 있었으면 합니다. '치매 환자를 위한 기억 여행'은 가정에서 가족들이 치매 환자를 위한 '회상요법(reminiscence therapy)'을 간편하고 효과적으로 시행할 수 있도록 개발된 교재입니다. '회상요법'이란 치매 환자가 간직하고 있는 오랜 기억을 매개로 뇌를 자극하여 환자의 기억력과 기분을 개선시킬 수 있는 치료법입니다. 이 교재는 치매 환자와 가족이 함께 간직하고 있을만한 기억을 직접 자극할 수 있는 사진이나 그림들과, 치매 환자와 함께 대화를 풀어나갈 표준 질문들, 회상에 이어 기억이나 판단력을 강화시키는 보조 질문들, 회상을 기반으로 함께 해볼 수 있는 실내 또는 실외 활동들로 구성되어 있어, 치매 환자와 가족이 회상을 통해 뇌를 자극하고, 함께 나눈 기억을 생활 속에서 재 체험 할 수 있도록 도와드립니다.

특히 특별한 교육이나 사전 지식이 없이 쉽게 따라 할 수 있도록 구성되어, 나이나 성별, 사는 곳에 관계없이 활용할 수 있습니다.

가족 여러분, 오늘은 여러분이 사랑하는 환자분과 함께 즐거운 기억 여행을 떠나보시면 어떨까요? 어쩌면 환자보다 가족 여러분에게 더 가슴 뿌듯한 추억을 선물할지도 모릅니다. 36시간처럼 길게만 느껴졌던 하루가 12시간처럼 아쉽게 지나갈 수 있길, 하루에 한 두 시간이라도 함께 마주 잡은 오랜 기억의 끈으로 미소 지을 수 있길, 그래서 10년 후 환자분의 얼굴이 좀 더 밝고 건강하실 수 있길 빕니다.

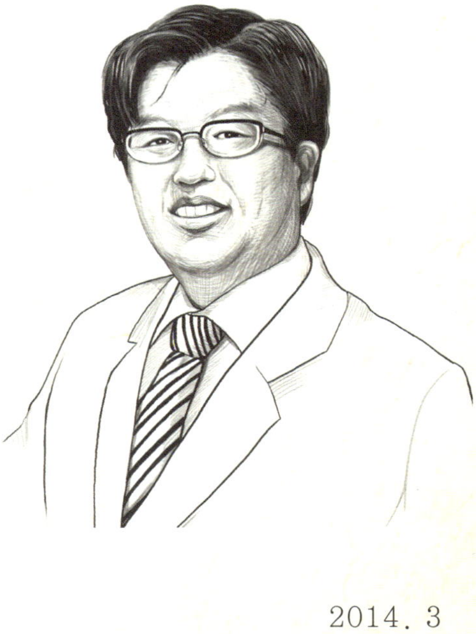

2014. 3

김 기 웅

이 책의 사용에 앞서

구성

이 책은 계절에 따라 보편적으로 접할 수 있는 1930년~1980년대의 자연, 음식, 역사 · 인생, 놀이, 문화, 생활, 환경, 색상의 여덟 가지 범주로 구성됩니다. 각각의 범주는 12가지의 하위 주제들로 구성되며, 총 96가지의 다양한 주제들이 4단계의 활동들로 이루어집니다.

- **1단계** 주제와 관련된 일반적인 정보나 자신의 경험을 자유롭게 이야기하기
- **2단계** 주제와 관련된 다양한 질문을 통해 과거의 기억을 이야기하기
- **3단계** 주제와 관련된 다양한 실내외활동을 실시하기
- **4단계** 주제와 관련된 일반적인 정보에 대한 기억을 유도하기

실시

이 책은 치매환자와 보호자가 함께하는 인지재활훈련으로 하루에 1가지 주제를 실시할 것을 권장합니다. 학습자의 요구에 따라 학습량을 주1회~7회로 조절할 수 있으며, 학습자가 본 훈련을 주2회 실시할 경우, 1년이 소요됩니다. 훈련의 실시는 봄, 여름, 가을, 겨울 순으로 순차적으로 진행해도 무방하나, 높은 학습 효과와 흥미 유발을 위해 학습자가 훈련에 참여하게 된 시점의 계절부터 실시할 것을 권장합니다.

장맛비, 그 시원한 소리

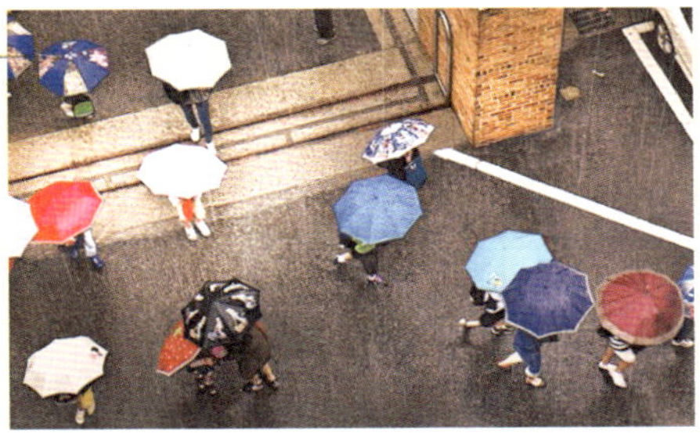

이야기해 보세요

- 어떤 날씨인지 아시겠어요?
  - 여름에 비가 많이 내리는 철을 무엇이라 하지요?
- 비 오는 날을 좋아하셨나요?
  - 좋아하셨다면, 비오는 날의 어떤 점을 좋아하셨는지 말씀해 보세요.
  - 좋아하지 않으셨다면, 어떤 날씨를 가장 좋아하셨는지 말씀해 보세요.
- 우산이 없어서 비를 흠뻑 맞아본 적이 있으세요?
- 빗길에 미끄러져 넘어진 적이 있으신가요?
- 비 오는 날에 유난히 생각나는 음식에 대해 말씀해 보세요.
- 사진을 보고 떠오르는 생각을 자유롭게 말씀해 보세요.

여름 13

1단계 자유롭게 이야기해 보세요

사진 또는 그림을 보면서 떠오르는 생각을 자유롭게 이야기해 보세요.

2단계 이야기 해보세요

주제와 관련된 다양한 질문을 통해 과거의 기억을 이야기해 보세요.

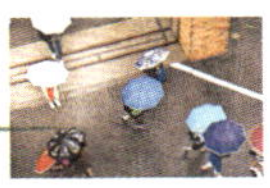

한번 해보세요

- 무지개를 만들어보세요. 분무기로 물을 많이 뿌린 후 무지개가 생겼는지 살펴보세요.
- 집에 물처럼 흐르는 것들을 모두 찾아보세요. (예: 식초, 간장)
- 분무기에 물을 담고 비가 오는 것처럼 뿌려보세요.
- 비 오는 날 즐겨 드시던 음식이 있으신가요? 음식을 만들어 드시면서 옛 추억에 잠겨보세요.

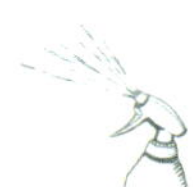

비 오는 날에 얽힌 추억이 있다면 적어보세요.

여름 15

3단계 한번 해보세요

주제와 관련된 다양한 실내외 활동을 한번 해보세요.

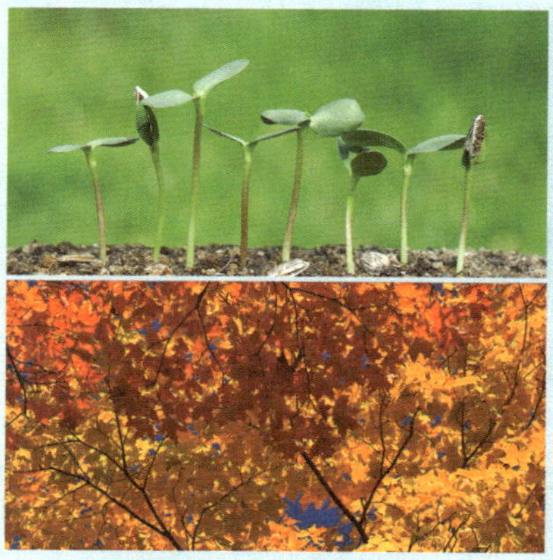

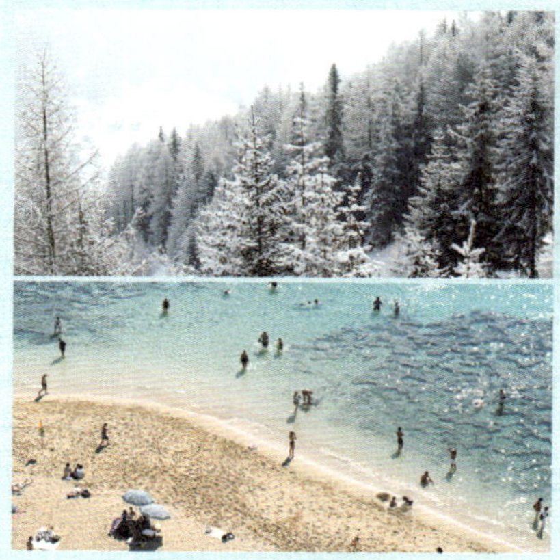

1 무슨 계절인지 아시겠어요?
계절의 이름을 말씀해 보세요.

2 선풍기나 부채가 필요한 계절을 골라보세요.

3 나뭇잎의 색깔이 알록달록 물드는 계절을 골라보세요.

4 따뜻한 옷을 입어야 하는 계절을 골라보세요.

여름 | 17

4단계 기억해 보세요

주제와 관련된 일반적인 정보에 대한 질문에 답해보세요.
(문항의 답안은 책의 뒷 부분에 제시되어 있습니다.)

활용법

'치매환자를 위한 기억여행'을 보다 효과적으로 활용하기 위해서는 다음의 기호를 참고하여 주세요.

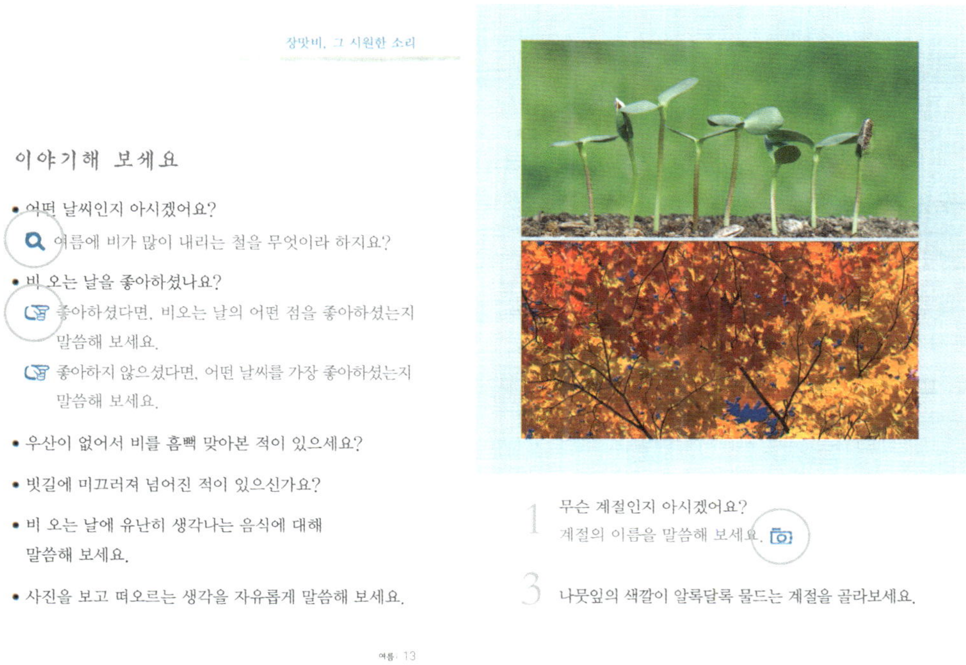

장맛비, 그 시원한 소리

이야기해 보세요

- 어떤 날씨인지 아시겠어요?
  - 🔍 여름에 비가 많이 내리는 철을 무엇이라 하지요?
- 비 오는 날을 좋아하셨나요?
  - ☞ 좋아하셨다면, 비오는 날의 어떤 점을 좋아하셨는지 말씀해 보세요.
  - ☞ 좋아하지 않으셨다면, 어떤 날씨를 가장 좋아하셨는지 말씀해 보세요.
- 우산이 없어서 비를 흠뻑 맞아본 적이 있으세요?
- 빗길에 미끄러져 넘어진 적이 있으신가요?
- 비 오는 날에 유난히 생각나는 음식에 대해 말씀해 보세요.
- 사진을 보고 떠오르는 생각을 자유롭게 말씀해 보세요.

여름 13

1 무슨 계절인지 아시겠어요?
계절의 이름을 말씀해 보세요. 📷

3 나뭇잎의 색깔이 알록달록 물드는 계절을 골라보세요.

🔍 힌트를 의미하는 기호로 학습자가 이전 질문에 적절한 대답을 하지 못할 경우, 보호자는 기호 옆의 질문을 추가로 제시하여 학습자의 기억을 유도할 수 있습니다.

☞ 학습자의 경험에 따라 질문의 내용이 달라짐을 의미하는 기호로, 두 가지 질문 중 한 가지만 선택적으로 응답할 수 있습니다.

📷 사진을 참고해야 함을 의미하는 기호로 보호자는 상단에 제시된 사진을 하나씩 짚어가며 질문을 하고 학습자는 질문에 적절히 응답하게 됩니다.

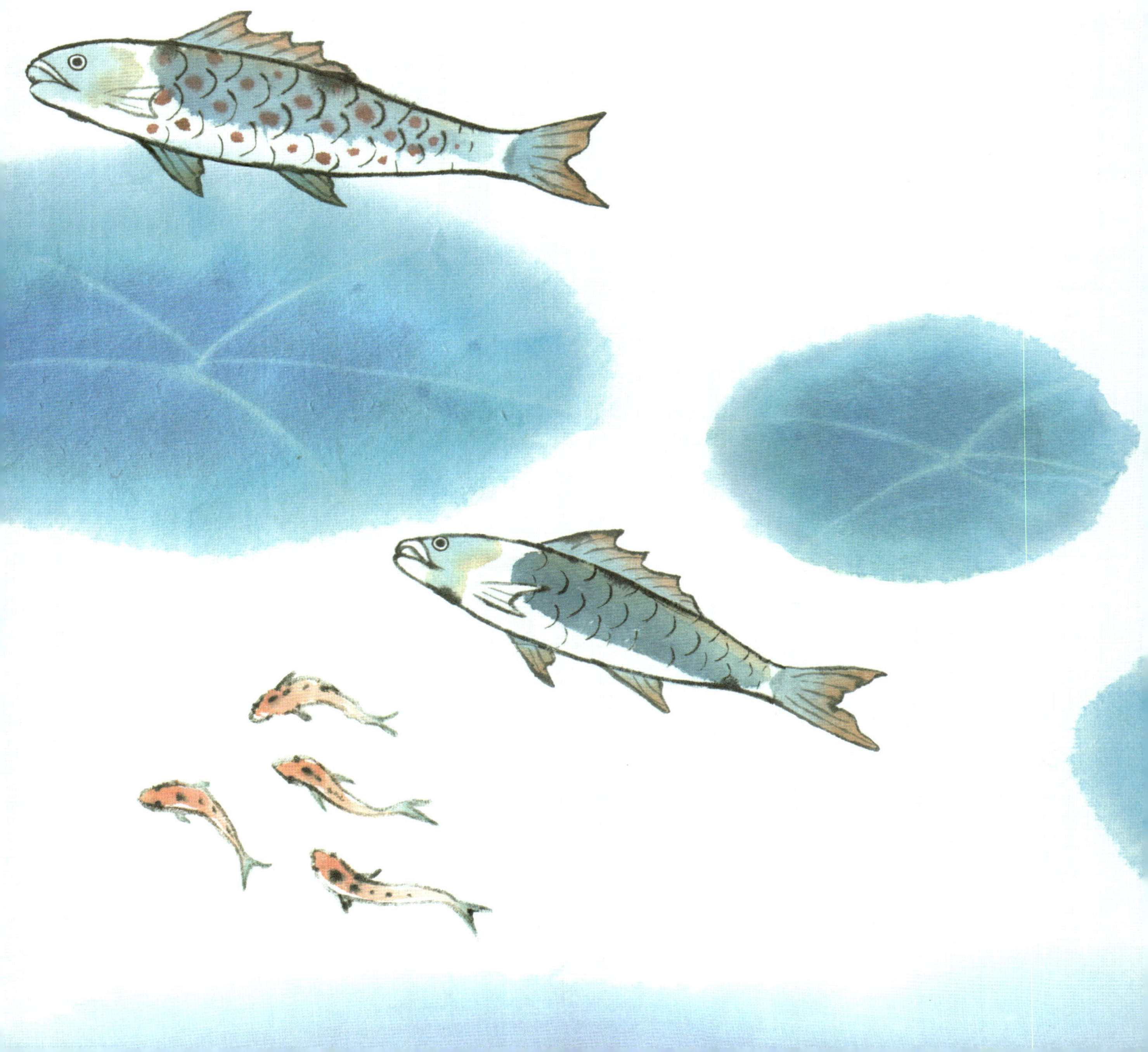

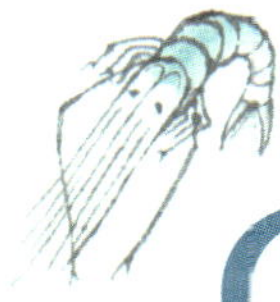

여름

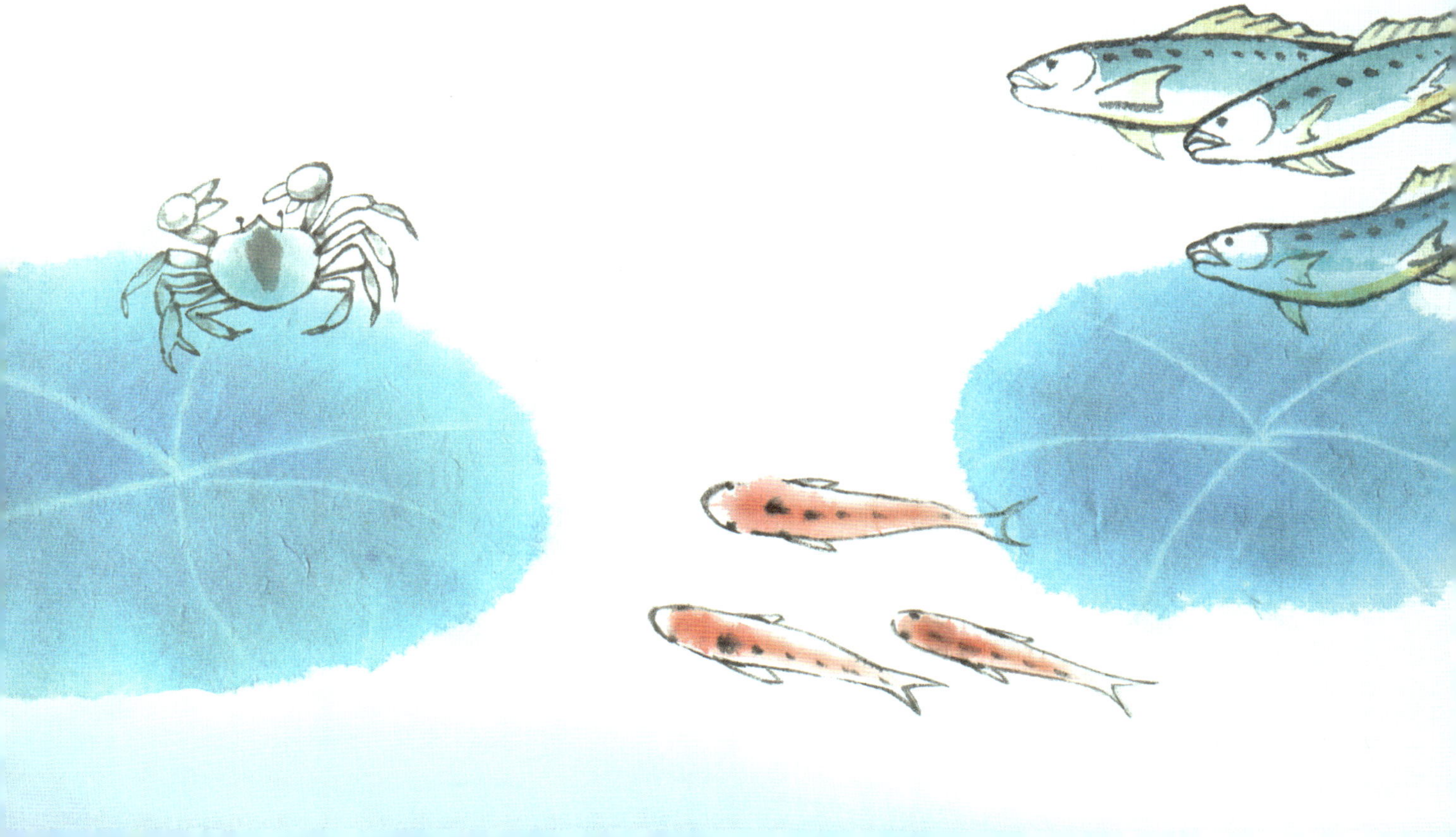

목차

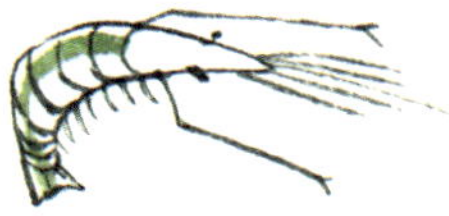

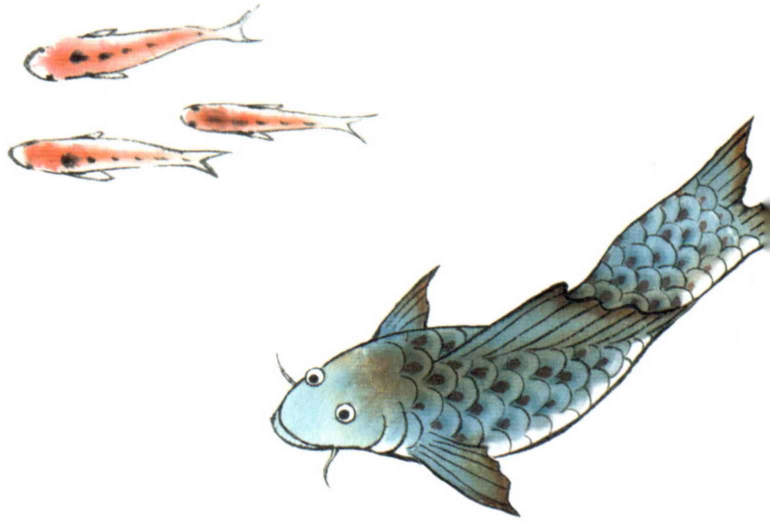

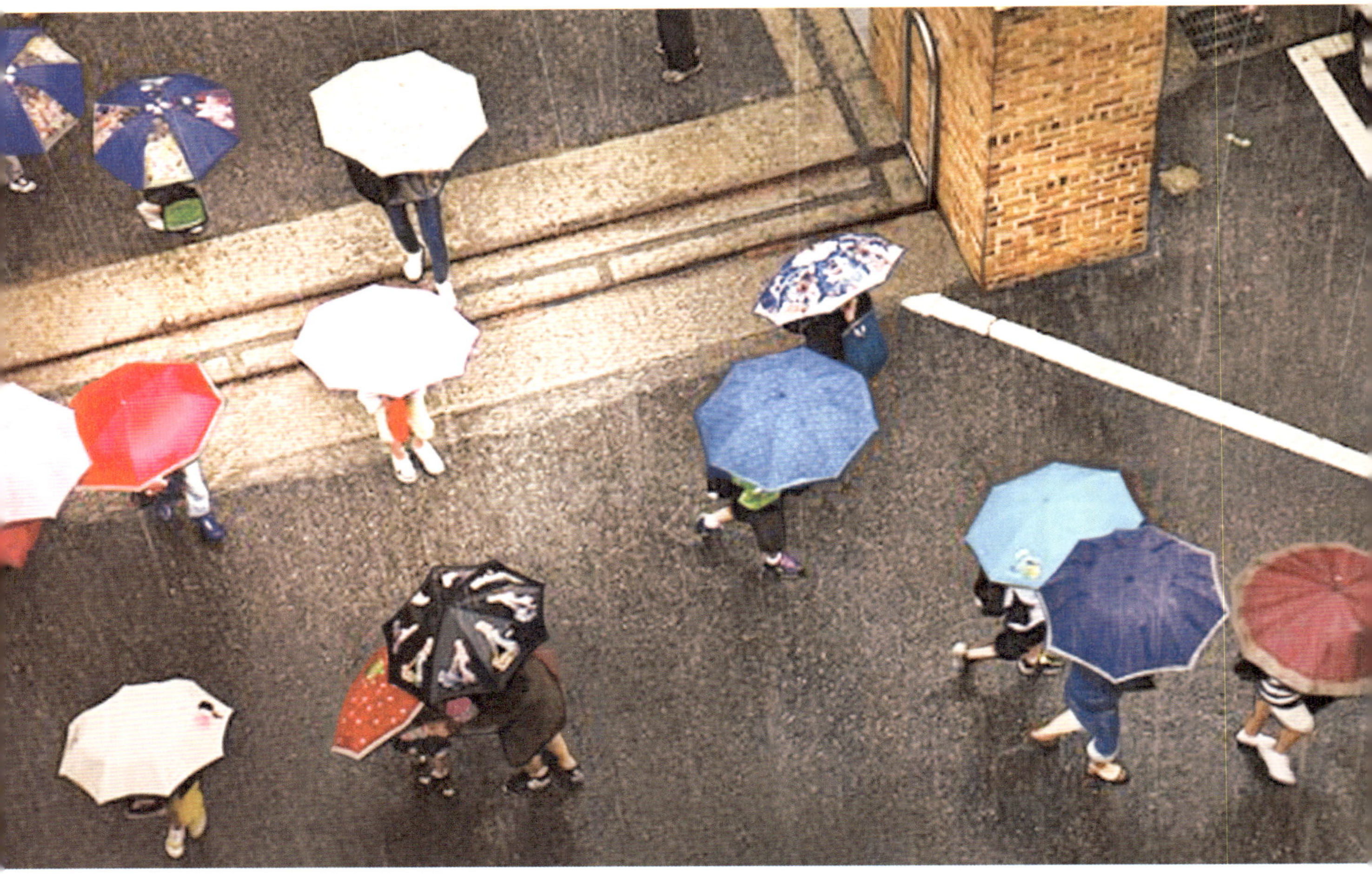

이야기해 보세요

- 어떤 날씨인지 아시겠어요?

  여름에 비가 많이 내리는 철을 무엇이라 하지요?

- 비 오는 날을 좋아하셨나요?

  좋아하셨다면, 비오는 날의 어떤 점을 좋아하셨는지 말씀해 보세요.

  좋아하지 않으셨다면, 어떤 날씨를 가장 좋아하셨는지 말씀해 보세요.

- 우산이 없어서 비를 흠뻑 맞아본 적이 있으세요?

- 빗길에 미끄러져 넘어진 적이 있으신가요?

- 비 오는 날에 유난히 생각나는 음식에 대해 말씀해 보세요.

- 사진을 보고 떠오르는 생각을 자유롭게 말씀해 보세요.

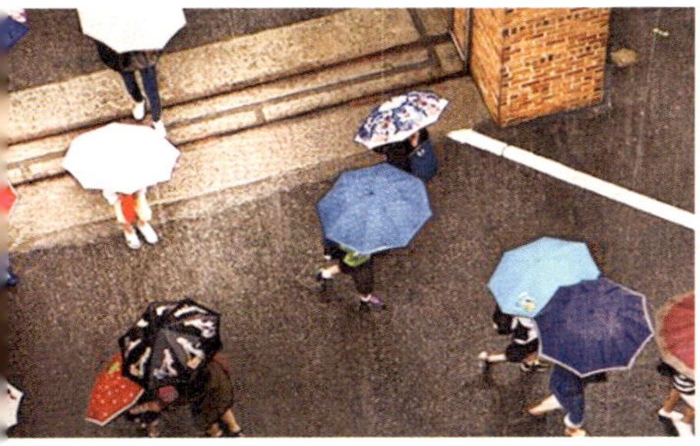

한번 해보세요

- 비 오는 날 즐겨 드시던 음식이 있으신가요?
  음식을 만들어 드시면서 옛 추억에 잠겨보세요.

- 비가 오는 날 창가의 모습을 만들어보세요.
  분무기에 물을 담고 비가 오는 것처럼 뿌려보세요.

- 집에 물처럼 흐르는 것들을 모두 찾아보세요.
  (예: 식초, 간장)

- 무지개를 만들어보세요. 분무기로 물을 많이 뿌린 후
  무지개가 생겼는지 살펴보세요.

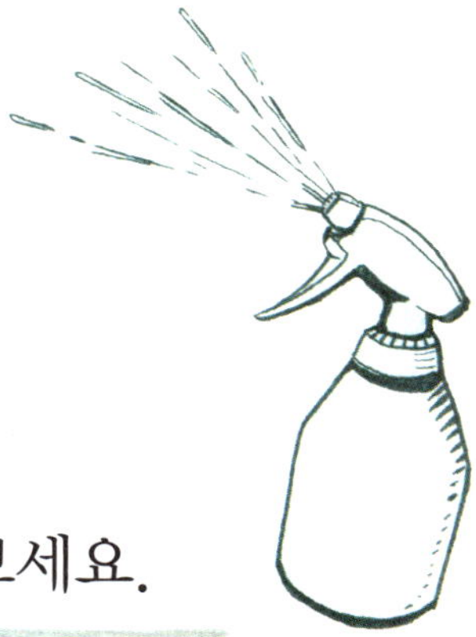

비 오는 날에 얽힌 추억이 있다면 적어보세요.

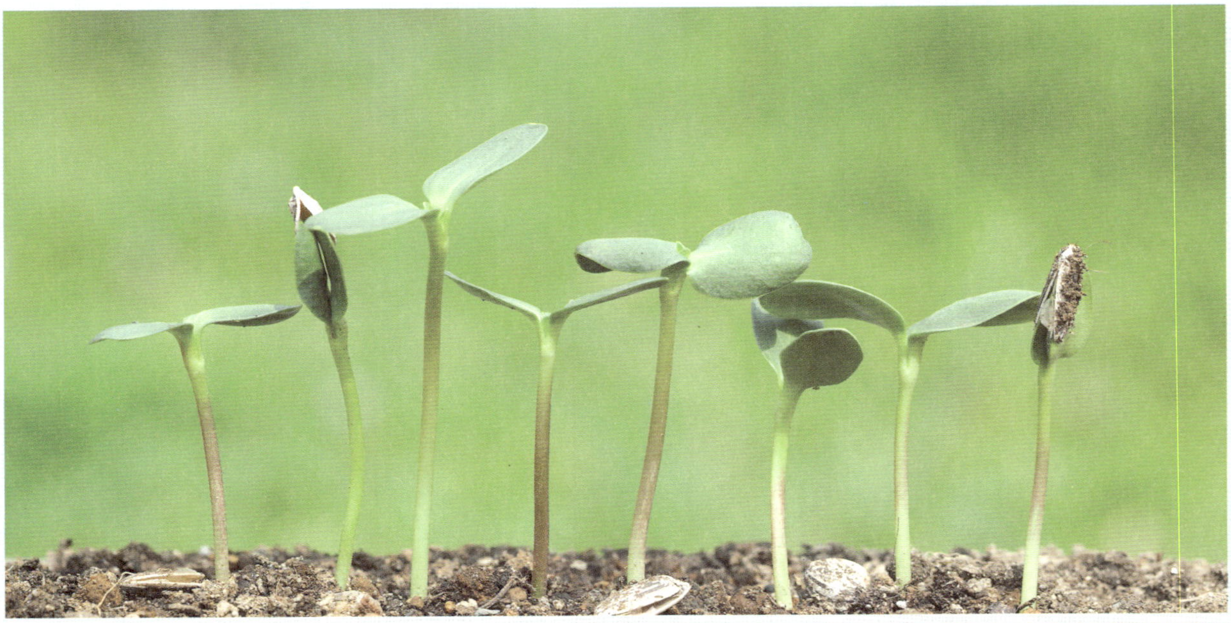

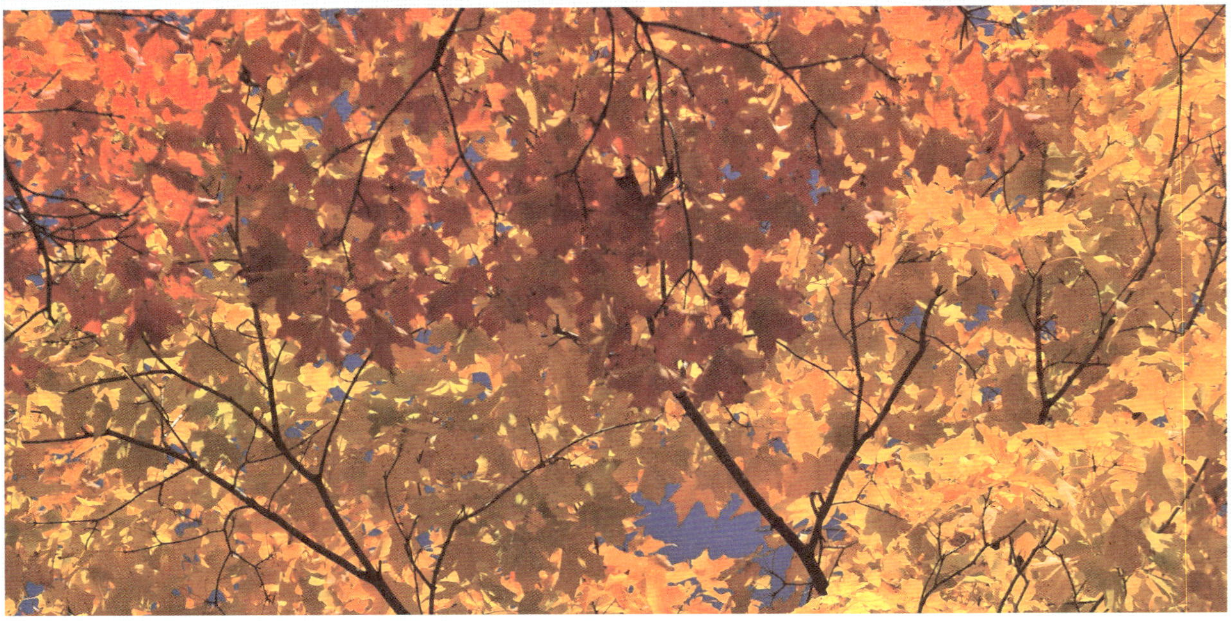

1 무슨 계절인지 아시겠어요?

계절의 이름을 말씀해 보세요.

3 나뭇잎의 색깔이 알록달록 물드는 계절을 골라보세요.

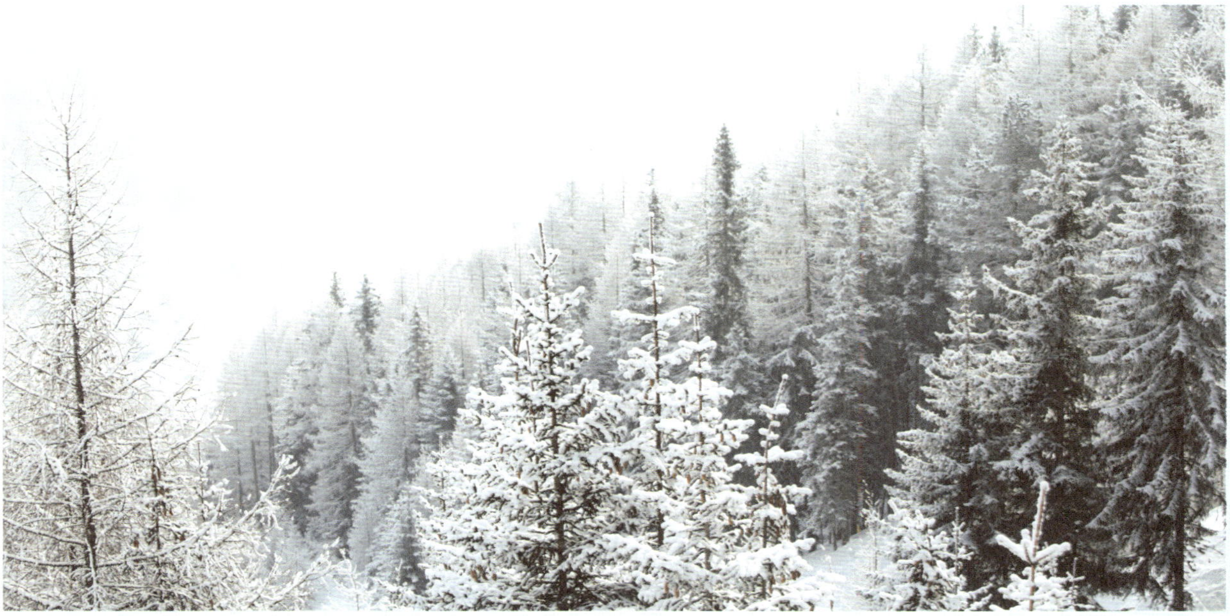

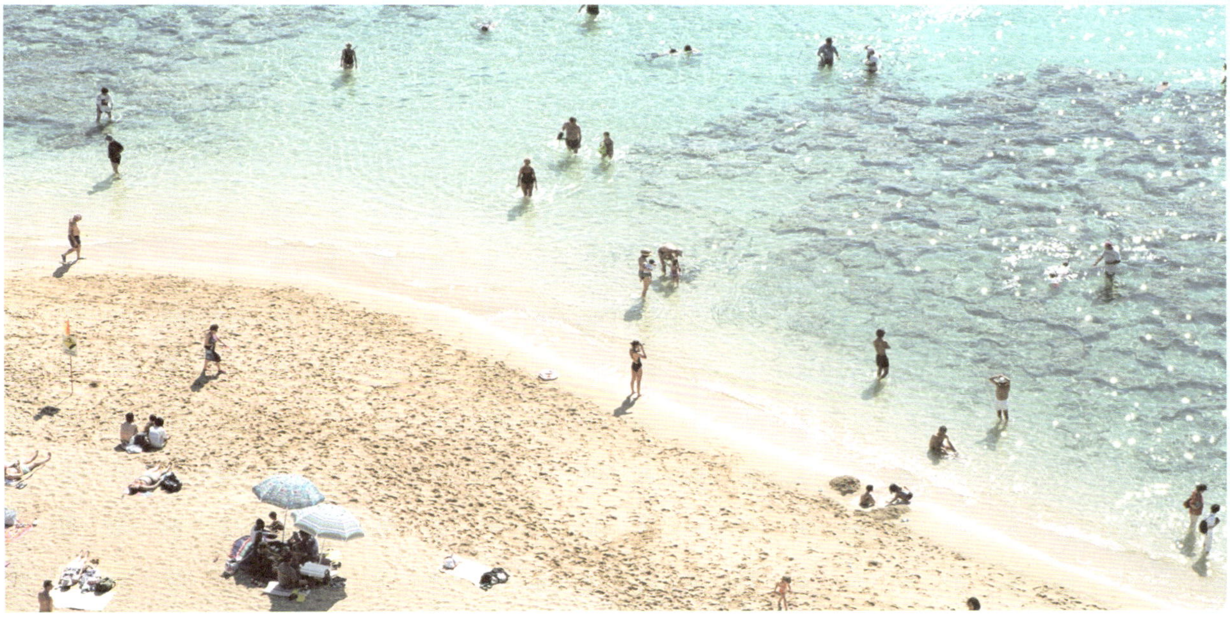

2 선풍기나 부채가 필요한 계절을 골라보세요.

4 따뜻한 옷을 입어야 하는 계절을 골라보세요.

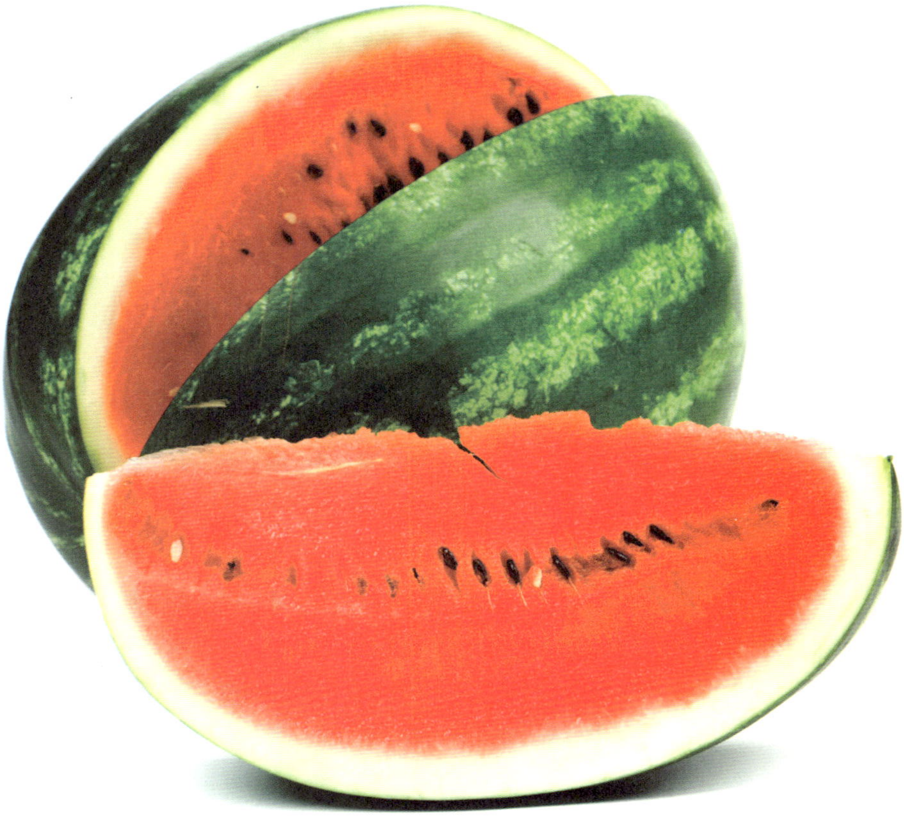

이야기해 보세요

- 무슨 과일인지 아시겠어요?
  - 여름에 많이 먹는 과일로 두 글자 단어인 이 과일은 무엇일까요?
- 수박을 좋아하셨나요?
  - 좋아하셨다면, 수박을 얼마나 자주 드셨는지 말씀해 보세요.
  - 좋아하지 않으셨다면, 어떤 과일을 가장 좋아 했는지 말씀해 보세요.
- 가족 중에서 수박을 누가 가장 좋아했나요?
- 수박 서리를 해본 적이 있으세요?
- 사진을 보고 떠오르는 생각을 자유롭게 말씀해 보세요.

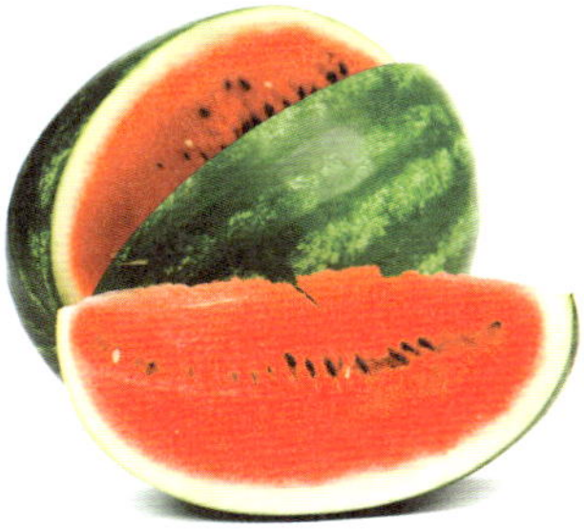

한번 해보세요

- 맛있는 수박을 한번 드셔보세요.
  수박 한 조각에 씨앗이 모두 몇 개가 있는지 세어보세요.

- 평소에 즐겨 먹던 과일과 수박으로 수박화채를
  만들어보세요.

- 집에 수박처럼 동그란 물건이 있는지 찾아보세요.

- 주말에는 가까운 과일가게에 가서 요즘 어떤 과일들이
  팔리고 있는지 구경해 보세요.

과일의 이름을 기억나는 대로 모두 적어보세요.

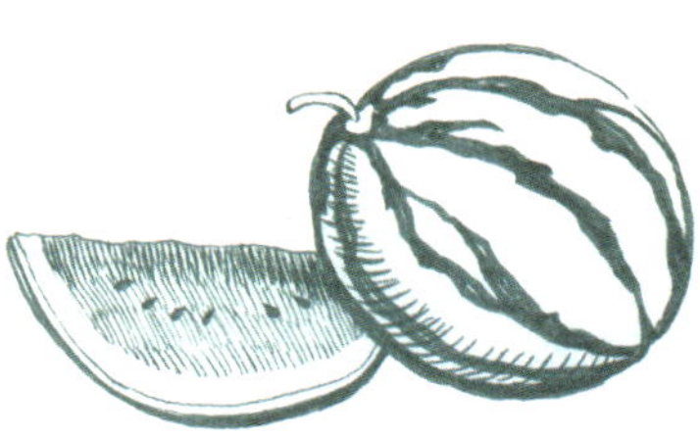

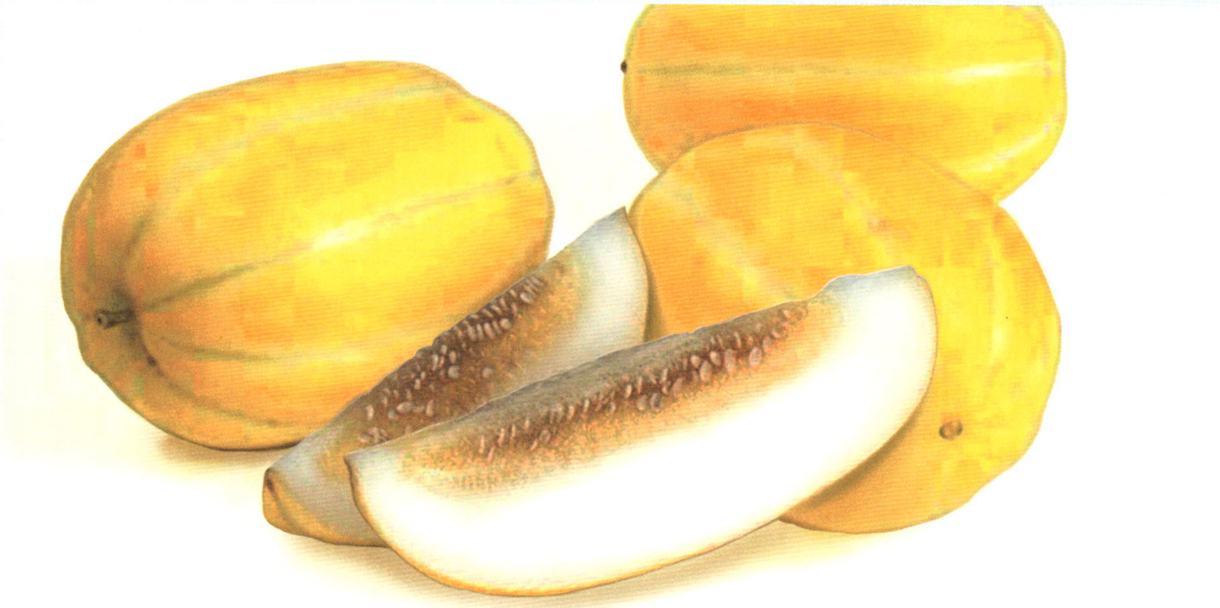

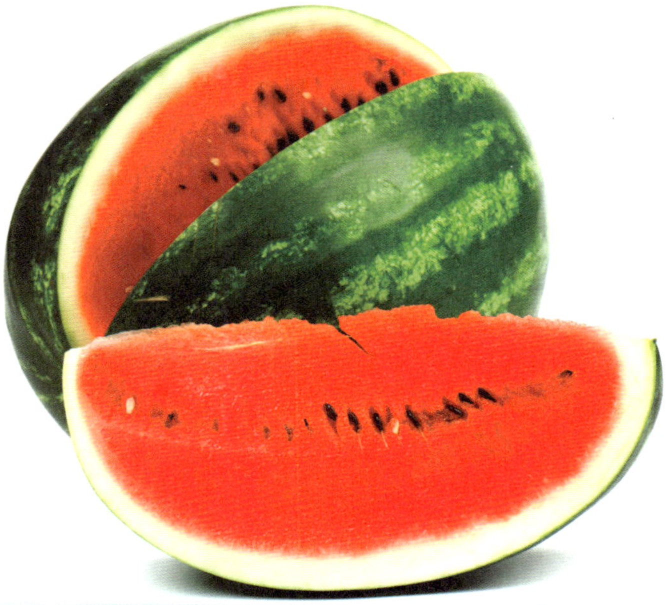

1 무엇인지 아시겠어요?

이름을 한번 말씀해 보세요.

3 실제 크기가 가장 큰 과일은 무엇일까요?

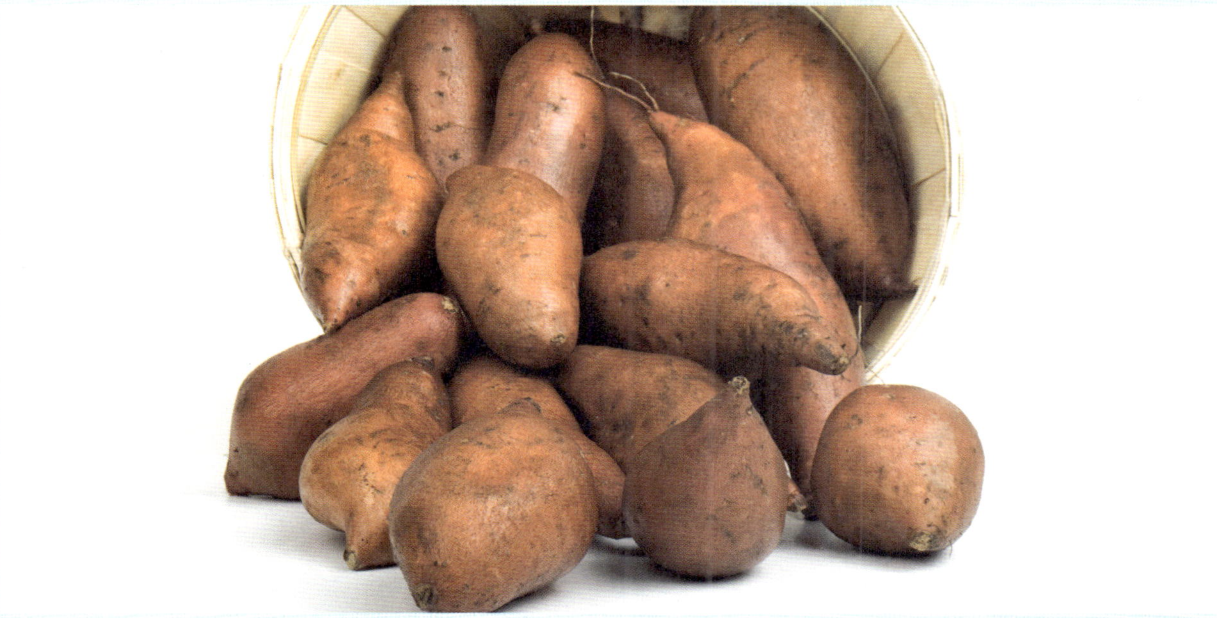

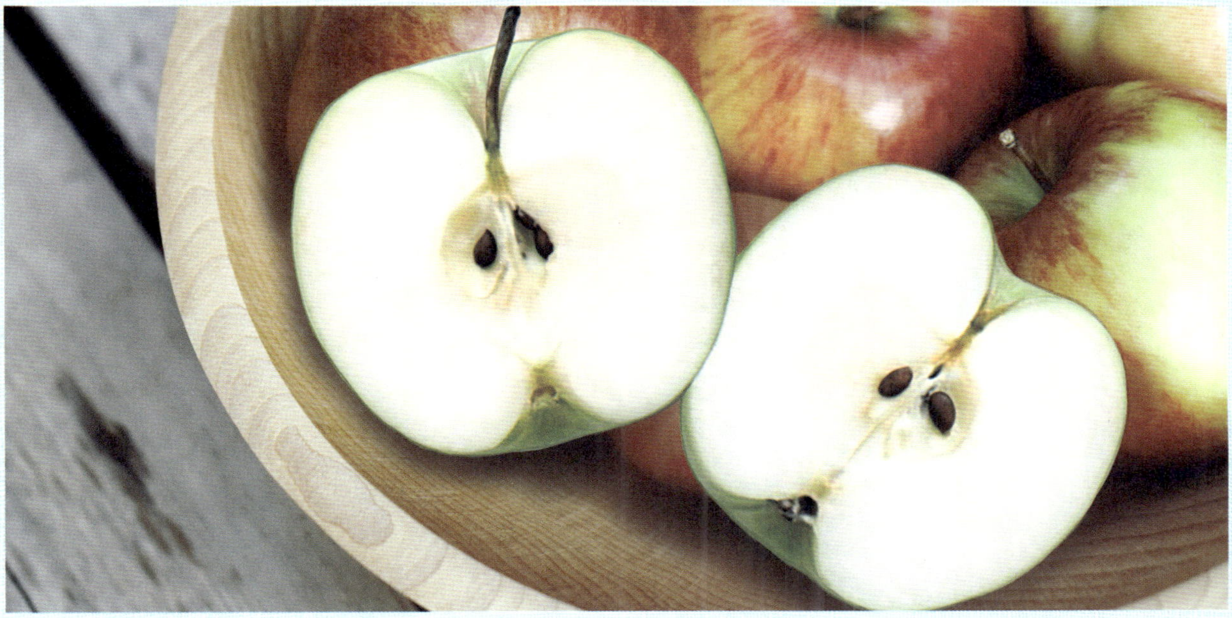

2 뜨겁게 먹어야 맛있는 것은 무엇일까요?

4 하얀색 씨가 있는 과일은 무엇일까요?

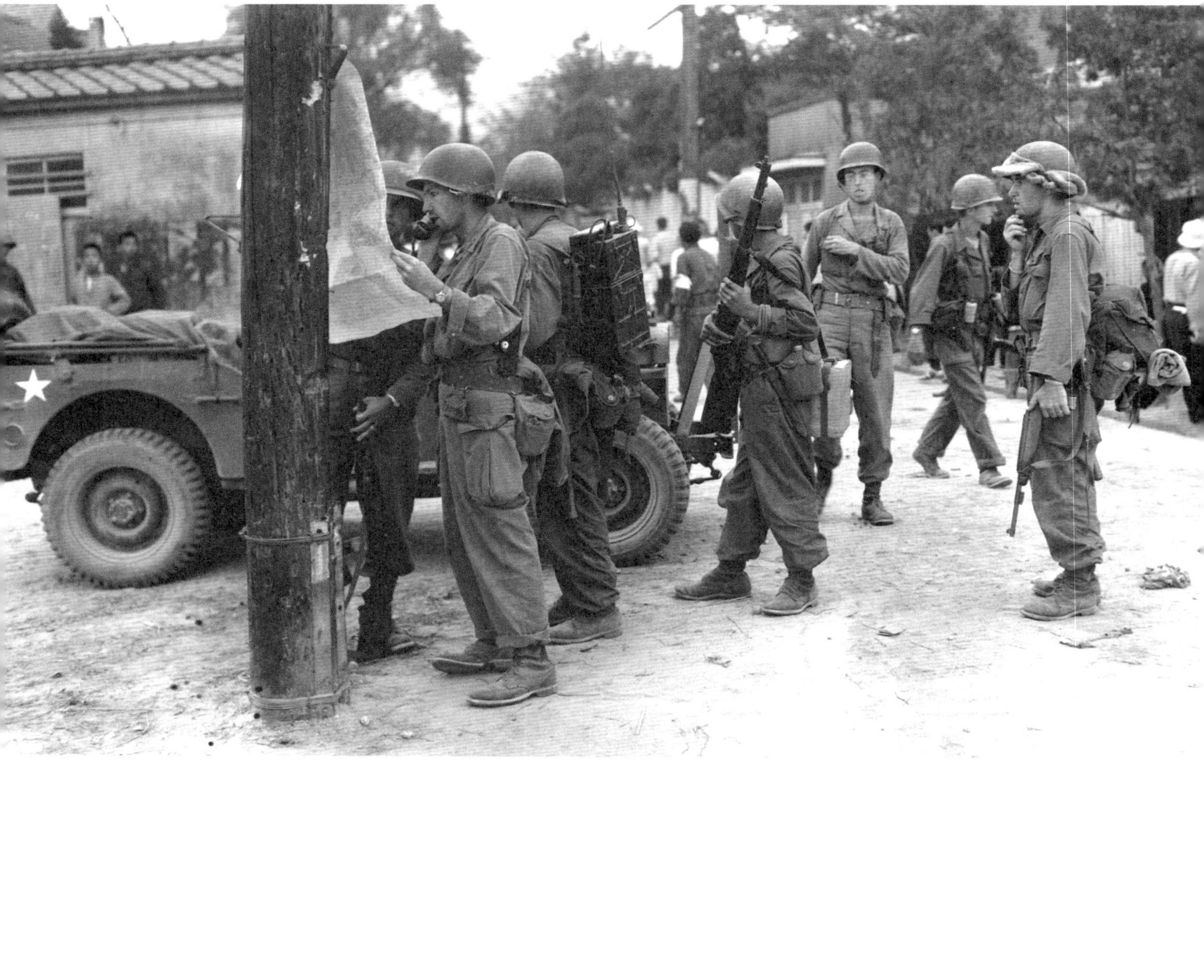

이야기해 보세요

- 사진 속의 사람들이 무엇을 하고 있는지 아시겠어요?
  - 사람들이 무엇을 입고 있는지, 왜 그것을 입고 있는지 생각해 보세요.
- 6.25 전쟁 때 어르신께서는 몇 살이셨나요?
  - 6.25 전쟁 때 피난을 가셨었나요? 어디로 피난을 가셨나요?
  - 6.25 전쟁 중에 헤어지거나 돌아가신 가족이 있으신가요?
- 북한 군대인 인민군을 직접 보신 적이 있으세요? 그 때의 기분이 어땠는지 말씀해 보세요.
- 국립 현충원에 가서 참전 용사들을 추모하신 적이 있으세요?
- 사진을 보고 떠오르는 생각을 자유롭게 말씀해 보세요.

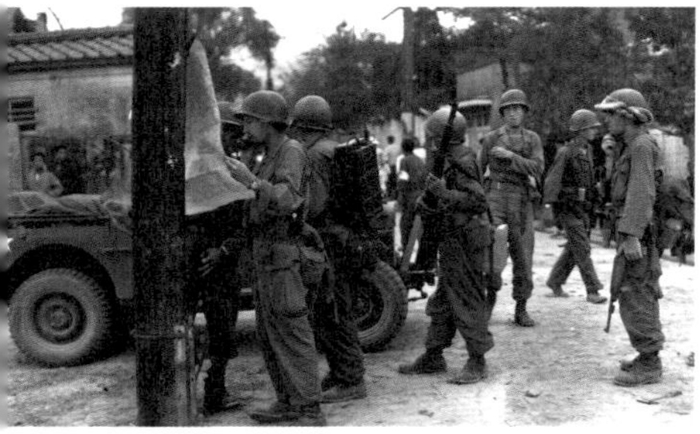

한번 해보세요

- 현충일이 지나지 않았다면, 현충일에 태극기를 달아보세요.
- 집에 1950년대 부터 가지고 있었던 물건이 있는지 찾아보세요.
- 국립 현충원에 가서 6.25 전쟁으로 목숨을 잃은 국군 장병들을 추모해 보세요.
- 군복을 입은 사람을 찾아보세요. 요즘 군복은 1950년대의 군복과 어떻게 다른지 비교해 보세요.

군인과 관련된 것을 기억나는 대로 모두 적어보세요.

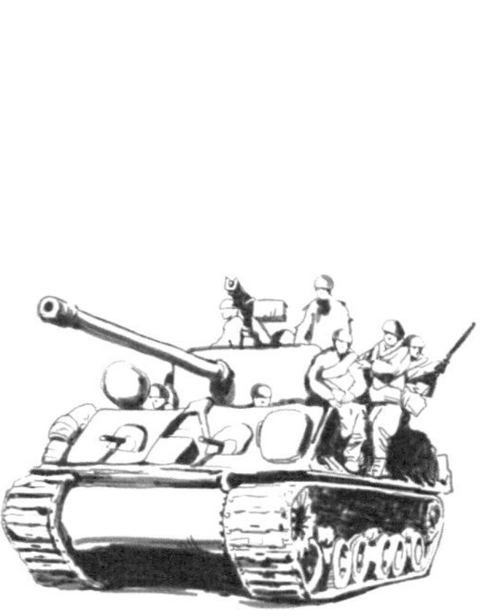

1

2013 JANUARY

日	月	火	水	木	金	土
		1	2	3	4	5
6	7	8	9	10	11	12
13	14	15	16	17	18	19
20	21	22	23	24	25	26
27	28	29	30	31		

6

1950 JUNE

日	月	火	水	木	金	土
				1	2	3
4	5	6	7	8	9	10
11	12	13	14	15	16	17
18	19	20	21	22	23	24
25	26	27	28	29	30	

1 무엇을 기념하는 날인지 아시겠어요?
기념일의 이름을 말씀해 보세요.

3 한 해가 가고 새해가 시작되는 날은 언제일까요?

8

1945 AUGUST

日	月	火	水	木	金	土
			1	2	3	4
5	6	7	8	9	10	11
12	13	14	15	16	17	18
19	20	21	22	23	24	25
26	27	28	29	30	31	

12

2013 DECEMBER

日	月	火	水	木	金	土
1	2	3	4	5	6	7
8	9	10	11	12	13	14
15	16	17	18	19	20	21
22	23	24	25	26	27	28
29	30					

2 북한 공산군이 38선을 남침함으로써
전쟁이 일어난 날은 언제인가요?

4 산타클로스와 관련이 깊은 날은 언제일까요?

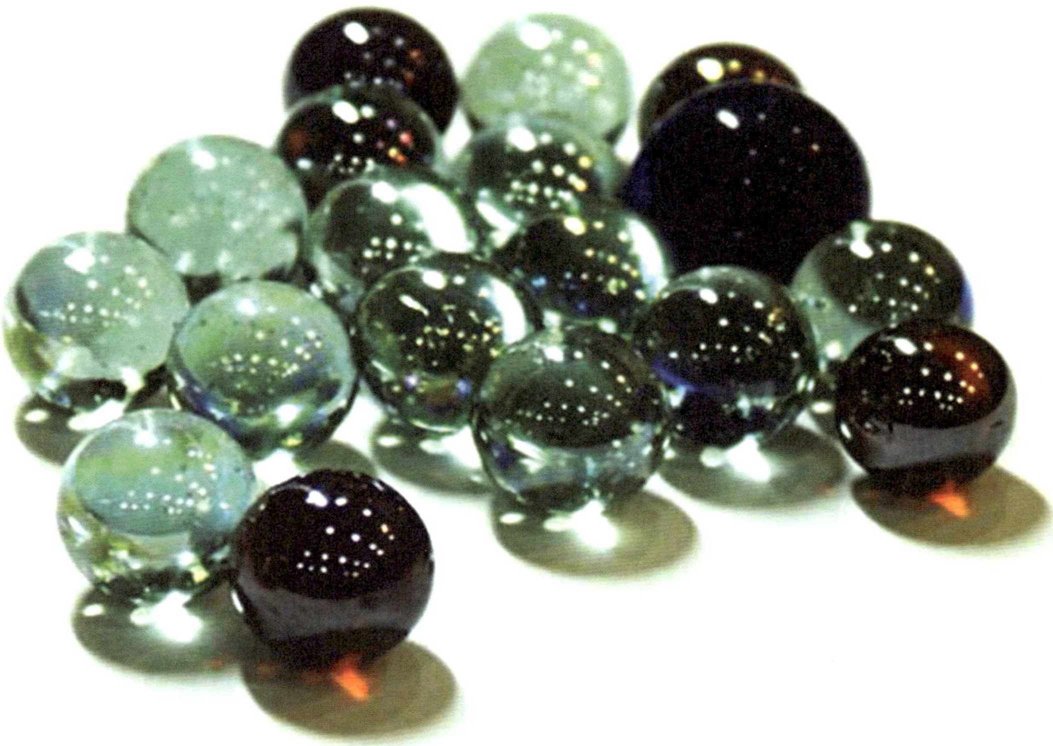

이야기해 보세요

- 무슨 물건인지 아시겠어요?
  - 작은 공 모양의 알록달록한 유리 장난감은 무엇일까요?
- 구슬치기를 해본 적이 있으세요?
- 구슬치기를 잘 하셨나요?
  - 잘하셨다면, 구슬치기를 잘 하는 비결에 대해 알려주세요.
  - 잘하지 못하셨다면, 구슬치기의 어떤 점이 어려웠는지 말씀해 보세요.
- 구슬치기를 할 때, 어떤 소리가 났는지 말씀해 보세요.
- 아이들은 구슬을 어디에 넣어 보관하였나요?
- 사진을 보고 떠오르는 생각을 자유롭게 말씀해 보세요.

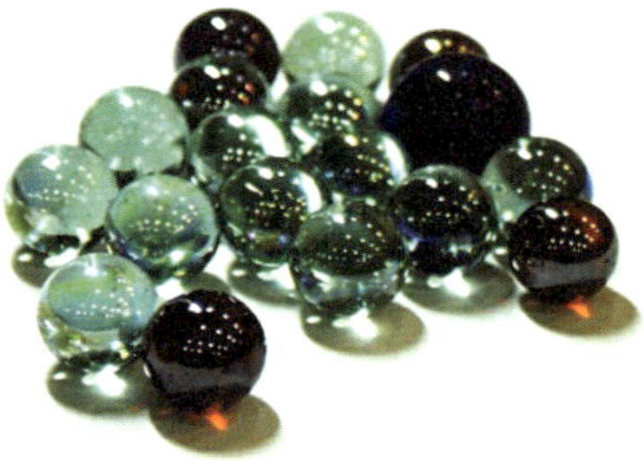

한번 해보세요

- 구슬이나 돌멩이로 구슬치기를 한번 해보세요.
- 찰흙이나 밀가루로 동그란 구슬을 한번 만들어보세요.
- 공으로 볼링을 한번 해보세요. 여러 개의 물병을 세워둔 후, 공을 굴려 물병을 맞춰보세요.
- 집에 구슬처럼 유리로 만든 물건이 모두 몇 개가 있는지 세어보세요.
- 문방구에서 요즘 나오는 구슬을 구경해 보세요. 어린 시절 가지고 놀던 구슬과 어떻게 달라졌는지 비교해 보세요.

구슬이나 콩에 물감을 바른 뒤,
종이 위에 굴려 멋진 작품을 만들어 보세요.

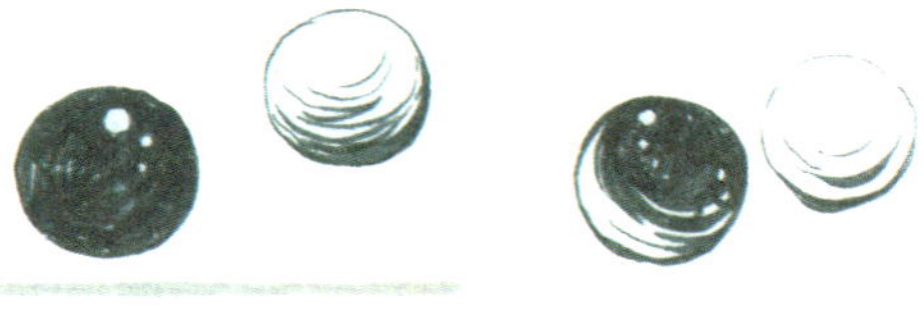

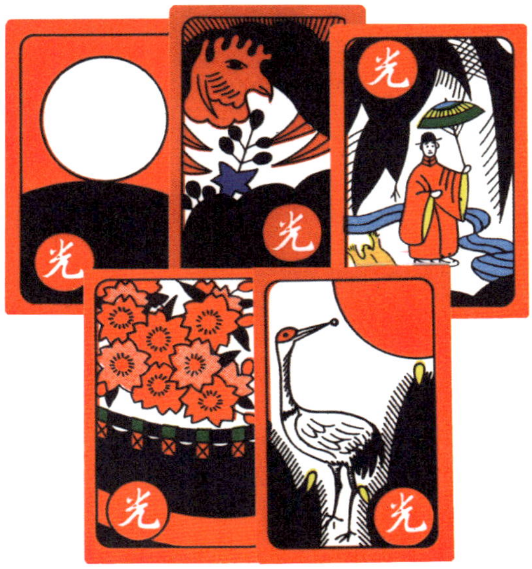

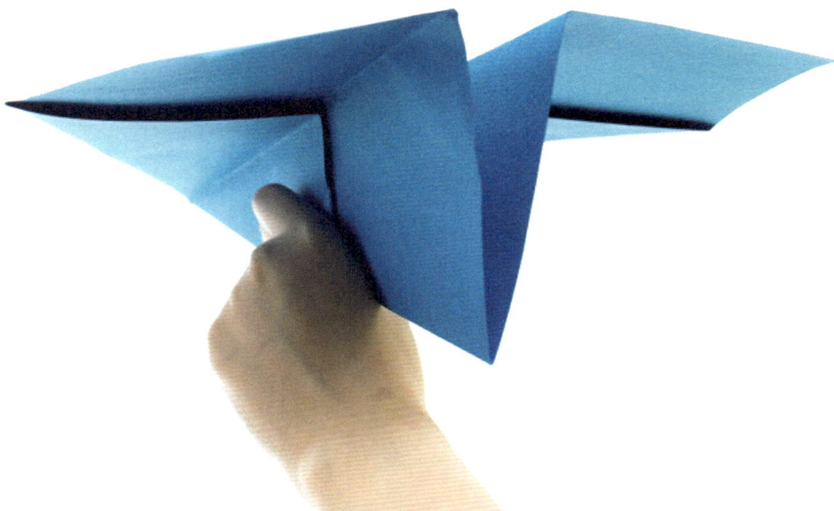

1 무슨 장난감인지 아시겠어요?
장난감의 이름을 말씀해 보세요.

3 서로 어떻게 다른지 한번 설명해 보세요.

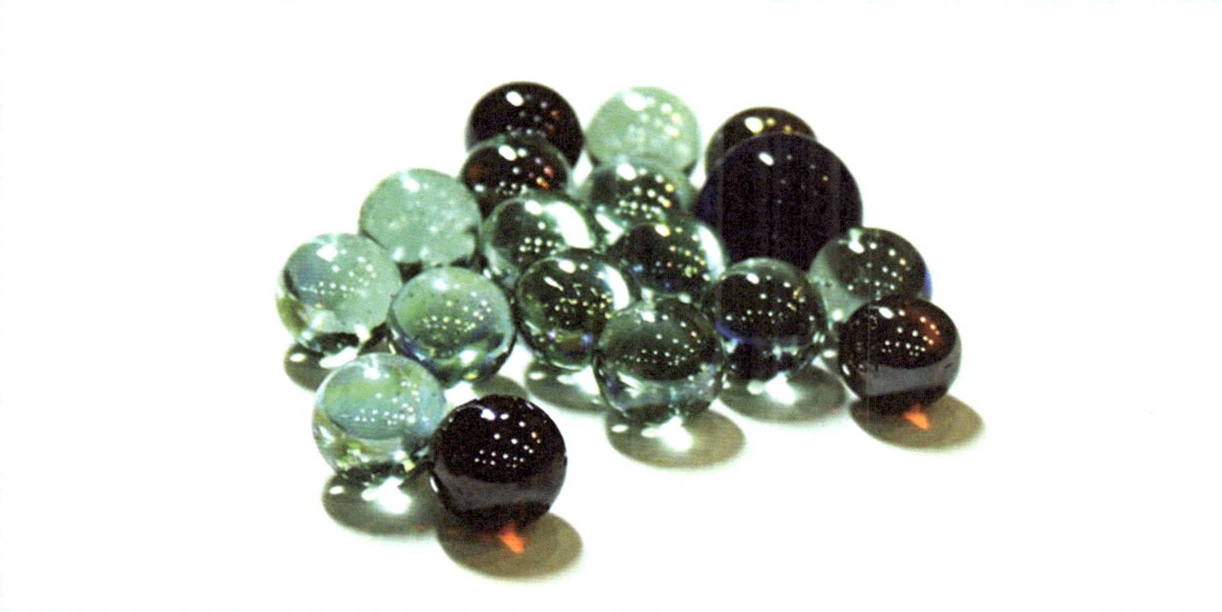

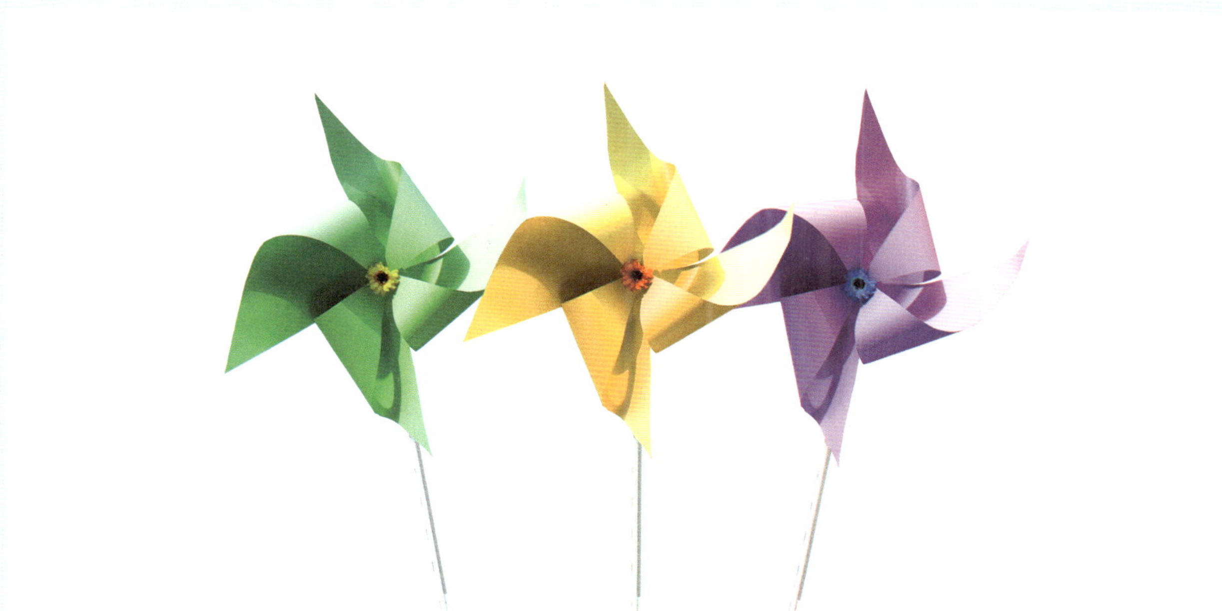

2 종이로 만든 장난감을 모두 골라보세요.

4 아이들보다 어른들이 자주 즐겨 하는 놀이는 무엇일까요?

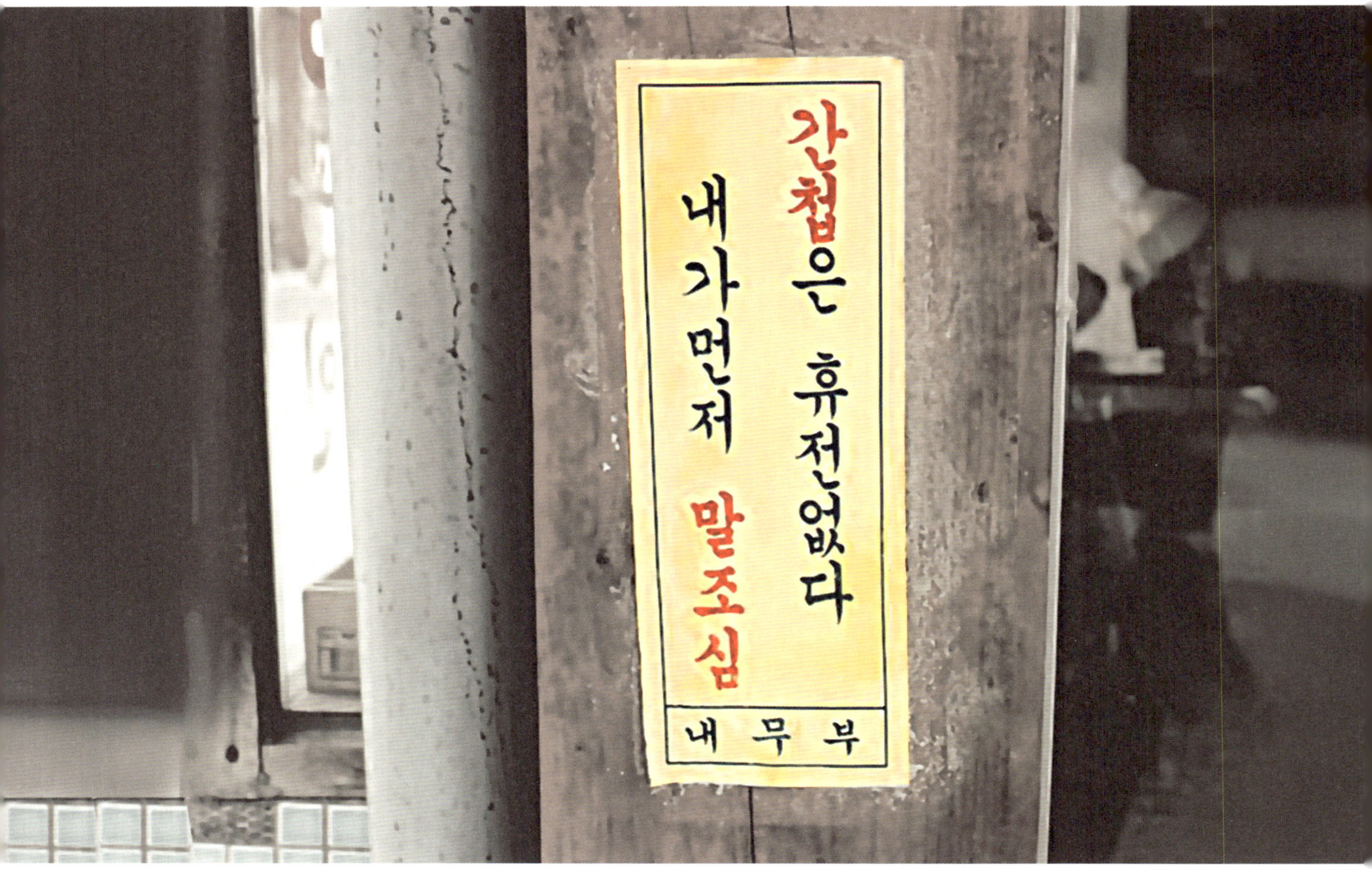
간첩은 휴전없다
내가먼저 말조심
내 무 부

이야기해 보세요

- 무슨 표어인지 아시겠어요?

  공산주의에 반대하는 의미를 가진 이것은 무엇일까요?

- 어린 시절 학급이나 관공서에서 반공표어를 본 적이 있으세요?
- 반공표어에 자주 등장하는 말이나 색깔은 무엇인가요?
- 유난히 기억에 남는 간첩 사건이 있으시면 말씀해 보세요.
- 어린 시절 간첩을 신고해서 받는 포상은 주로 무엇이었나요?
- 사진을 보고 떠오르는 생각을 자유롭게 말씀해 보세요.

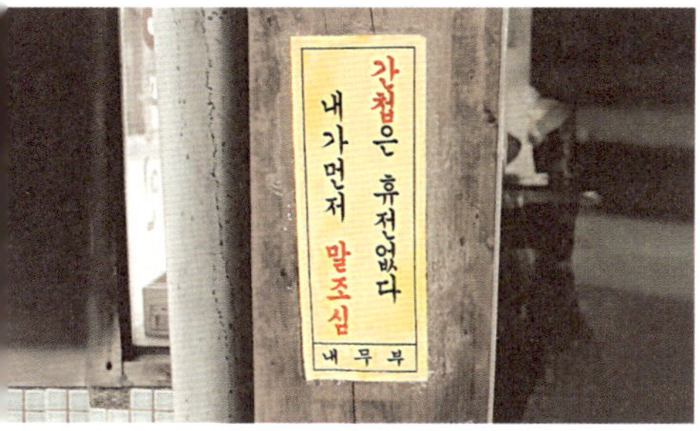

한번 해보세요

- '의형제', '간첩 리철진', '풍산개'등과 같이 북한을 배경으로한 영화를 관람해 보세요.
- 오늘 신문에 북한의 소식이 보도되었는지 찾아보세요.
- 집 벽에 붙어 있는 것이 모두 몇 개나 있는지 세어보세요. (예: 달력, 액자 등)
- 지하철이나 버스 정류장 같은 공공장소에 표어나 포스터가 있는지 찾아보세요.

나만의 표어를 만들어보세요. 평소에 하고 싶었던 말을
20자 내외의 짧은 글로 표현해 보세요.

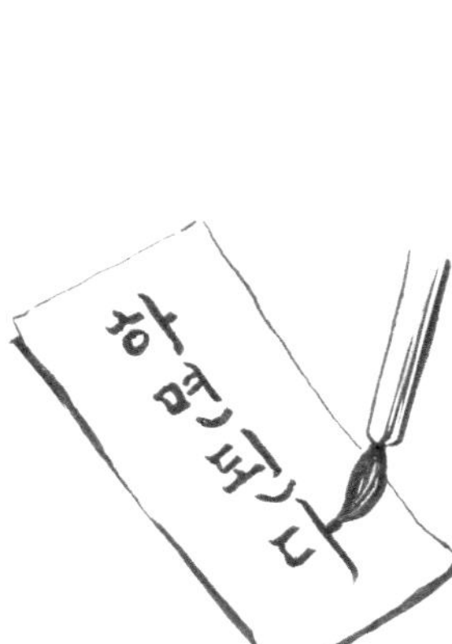

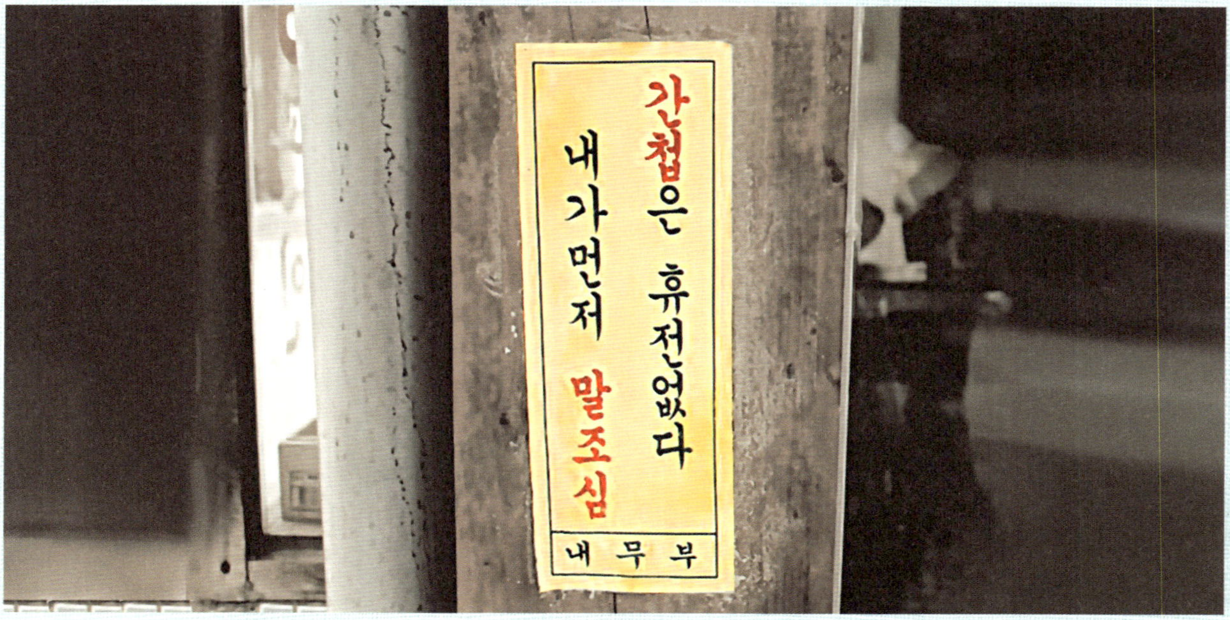

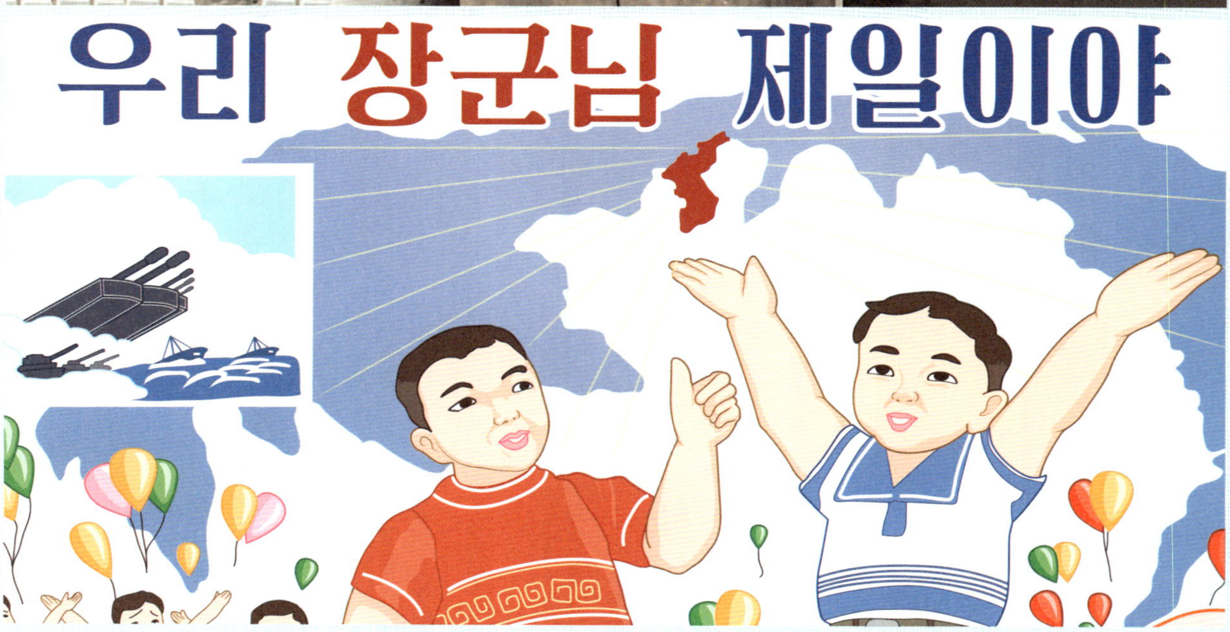

1 무슨 벽보인지 아시겠어요?
무엇을 위한 벽보인지 말씀해 보세요.

3 군대에서 보기 쉬운 것은 무엇일까요?

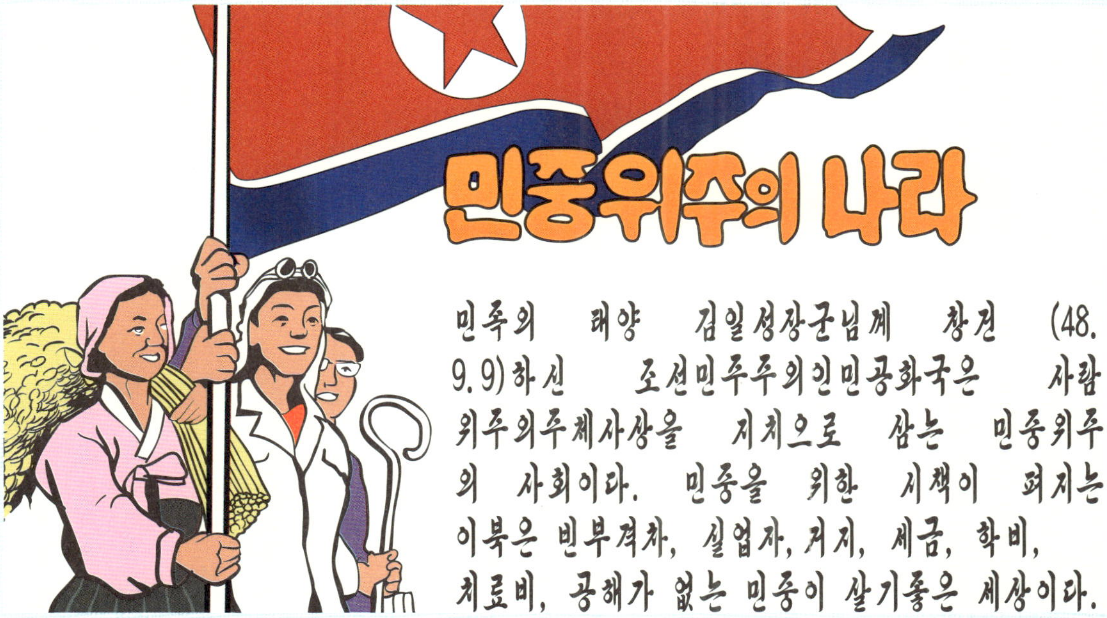
민중위주의 나라
민족의 태양 김일성장군님께 창건 (48.
9.9)하신 조선민주주의인민공화국은 사람
위주의주체사상을 지침으로 삼는 민중위주
의 사회이다. 민중을 위한 시책이 펴지는
이북은 빈부격차, 실업자, 거지, 세금, 학비,
치료비, 공해가 없는 민중이 살기좋은 세상이다.

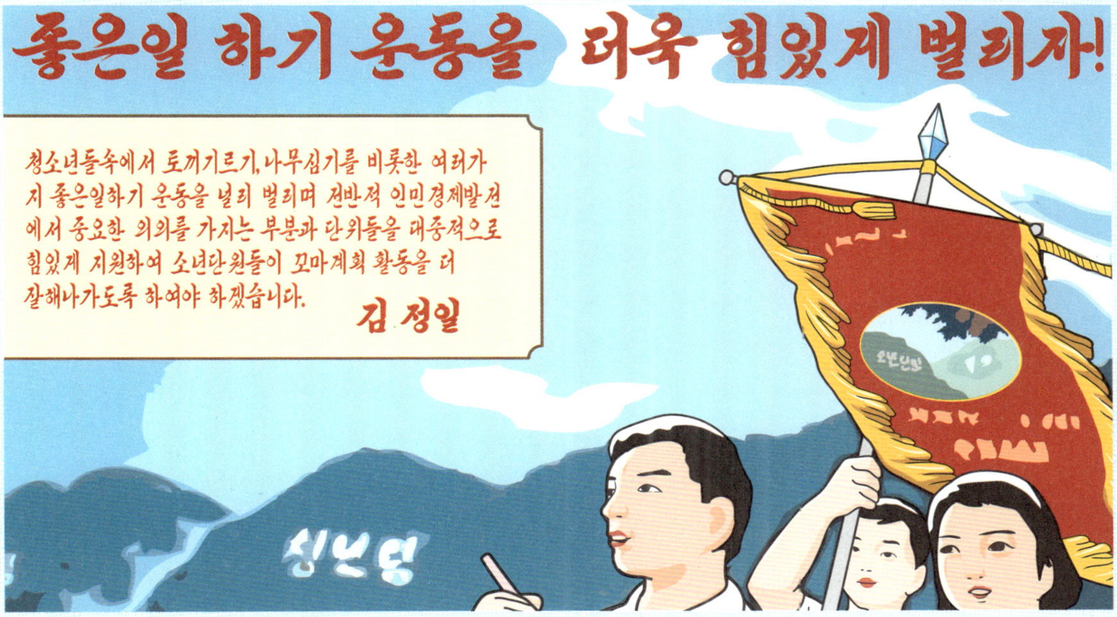
좋은일 하기 운동을 더욱 힘있게 벌리자!
청소년들속에서 토끼기르기, 나무심기를 비롯한 여러가
지 좋은일하기 운동을 널리 벌리며 전반적 인민경제발전
에서 중요한 의의를 가지는 부분과 단위들을 대중적으로
힘있게 지원하여 소년단원들이 꼬마계획 활동을 더
잘해나가도록 하여야 하겠습니다.
김 정일

2 벽보의 목적이 다른 것 한가지를 골라보세요.

4 어린 시절 길거리나 산에서 볼 수 있었던 것은 무엇일까요?

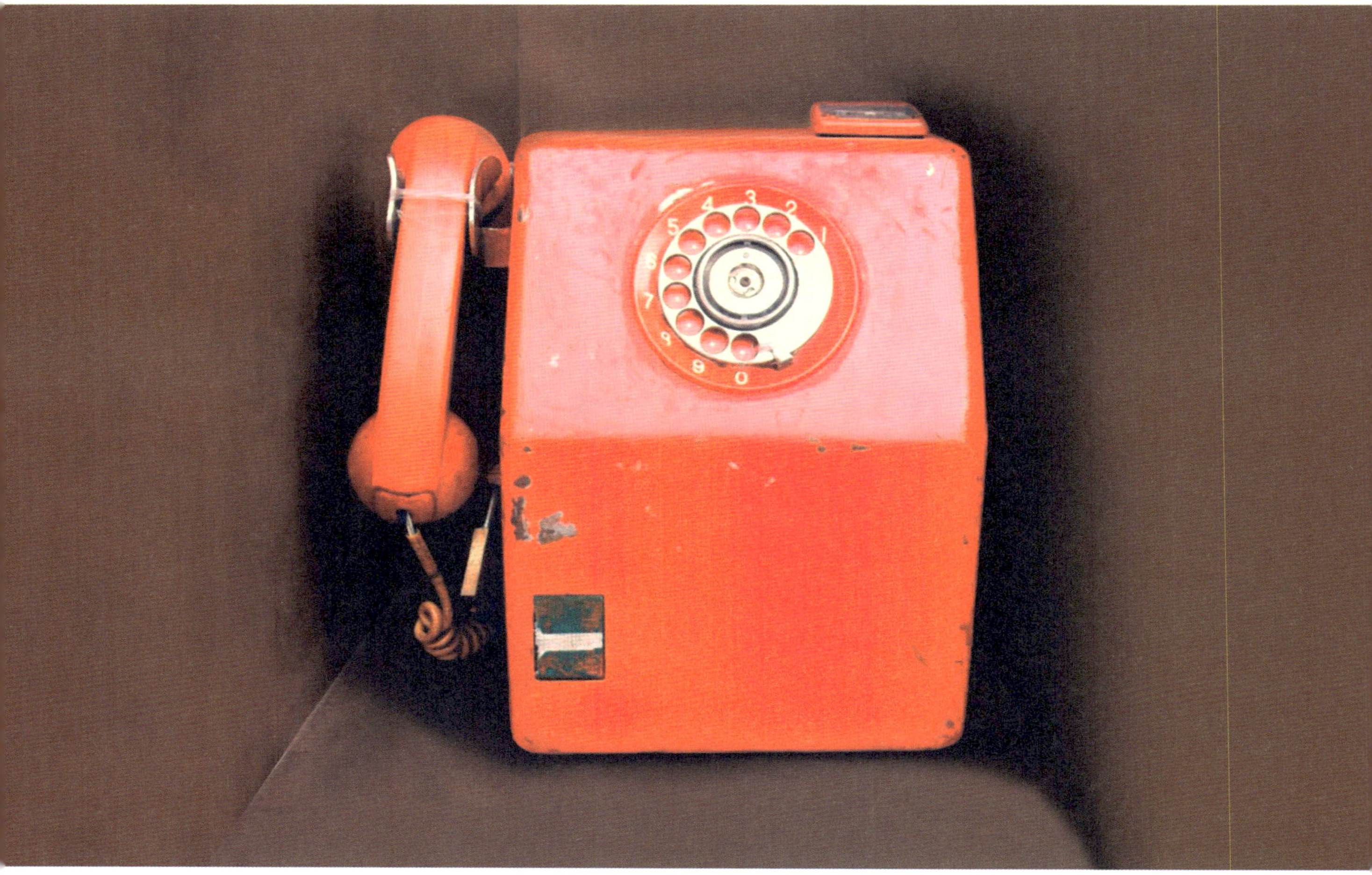

이야기해 보세요

- 무슨 물건인지 아시겠어요?

  집 밖에서 사람들과 연락을 할 때 사용하는 '이것'은 무엇일까요?

- 공중전화기를 사용해 본 적이 있으시죠?
- 처음으로 공중전화기를 사용하셨을 때, 전화 요금이 얼마였나요?
- 오랜시간 통화를 하기 위해 동전을 잔뜩 쌓아두고 전화를 해본 적이 있으세요?
- 어린 시절 급하게 통화를 해야 하는데 공중전화가 보이지 않을 때는 어떻게 하셨나요?
- 사진을 보고 떠오르는 생각을 자유롭게 말씀해 보세요.

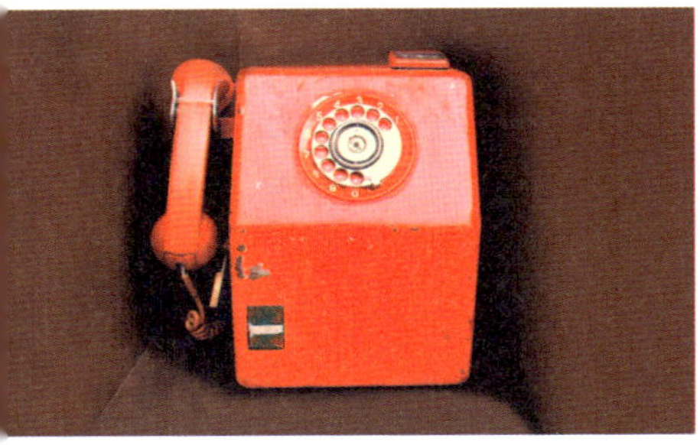

한번 해보세요

- 나만의 전화번호부 책을 만들어 보세요. 가족, 친구, 이웃, 자주 가는 장소의 전화번호를 종이에 적어 예쁘게 꾸며보세요.
- 집에 있는 10원, 50원, 100원 짜리 동전을 모아보세요. 모두 얼마인가요?
- 우리 동네에 공중전화기가 있는 장소를 찾아보세요.
- 공중전화를 사용해 전화를 걸어보세요. 요즘 공중전화기의 통화요금은 얼마인지 확인해 보세요.

평소에 자주 전화하는 번호를 기억 나는 대로 적어보세요.

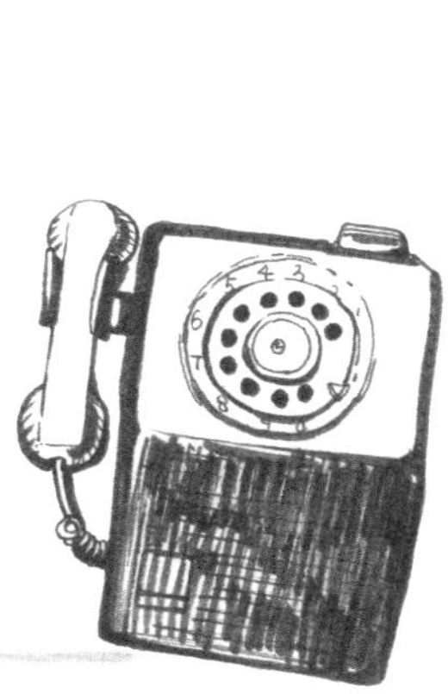

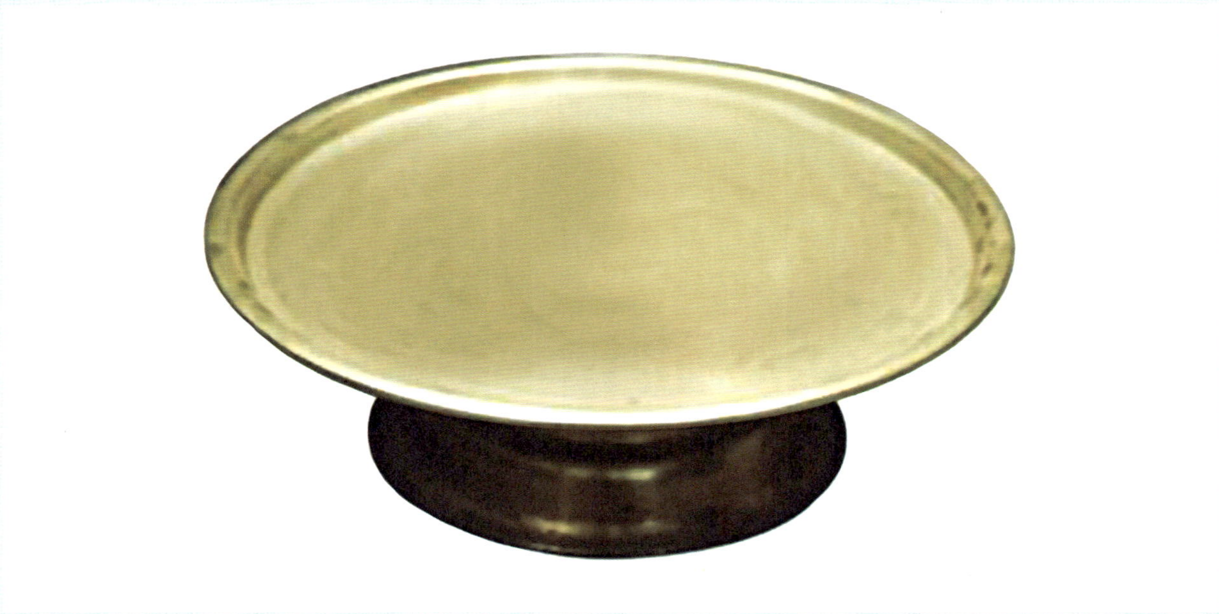

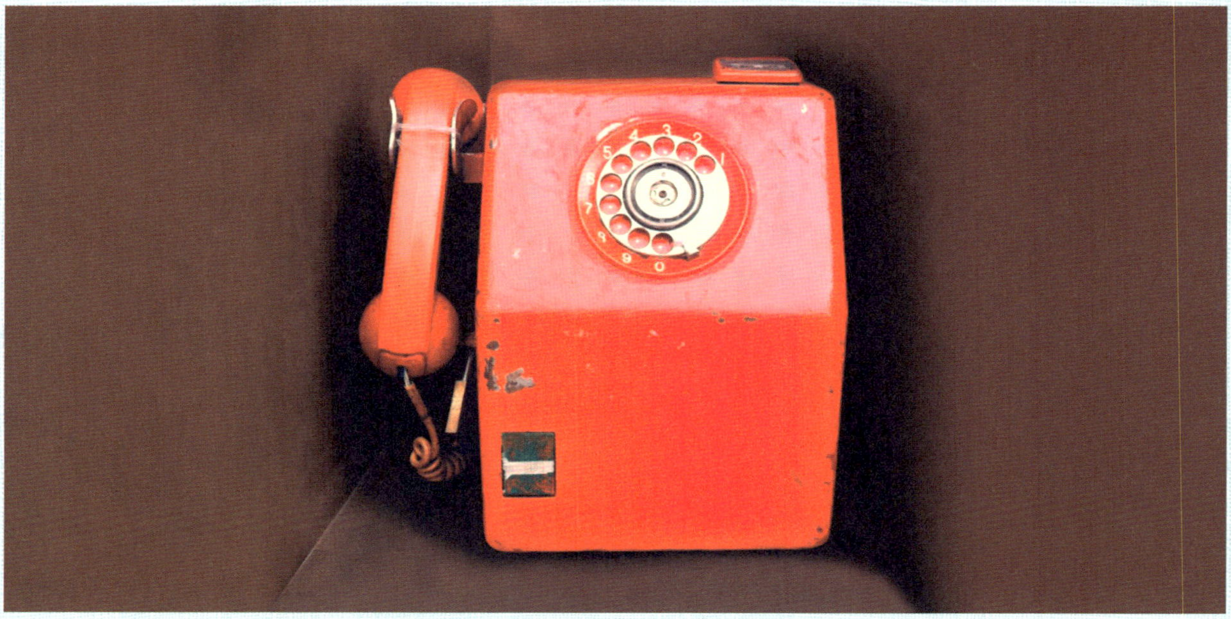

1 무슨 물건인지 아시겠어요?
물건의 이름을 말씀해 보세요.

3 발과 다리를 움직여서 사용하는 물건은 무엇일까요?

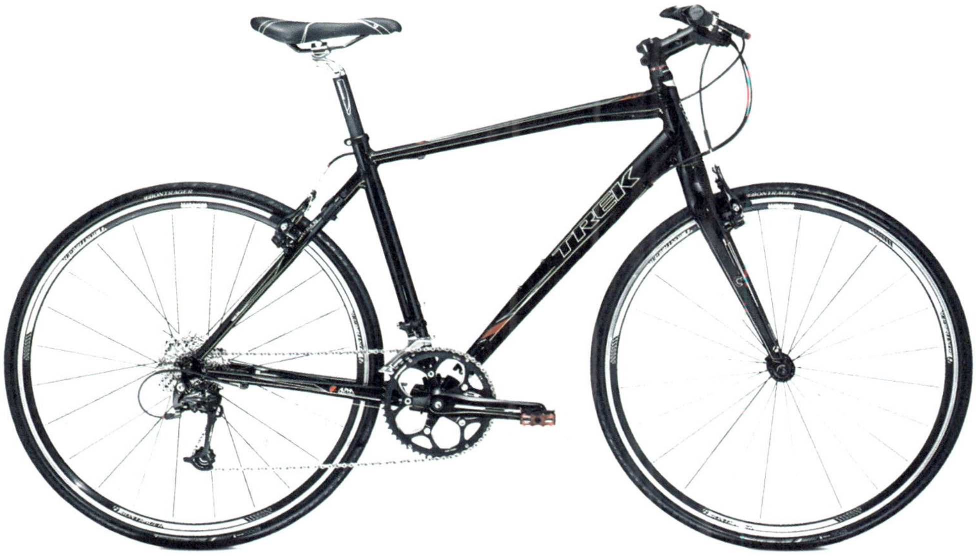

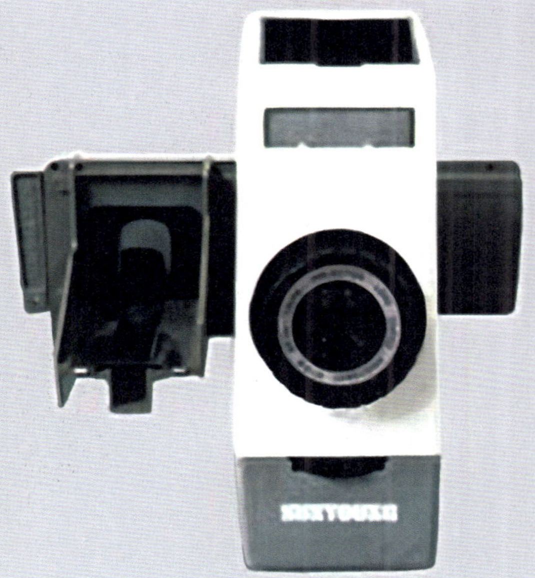

2 주로 부엌이나 방에서 볼 수 있었던 물건은
무엇인가요?

4 어린 시절 자주 볼 수 있었던 물건을 모두 골라보세요.

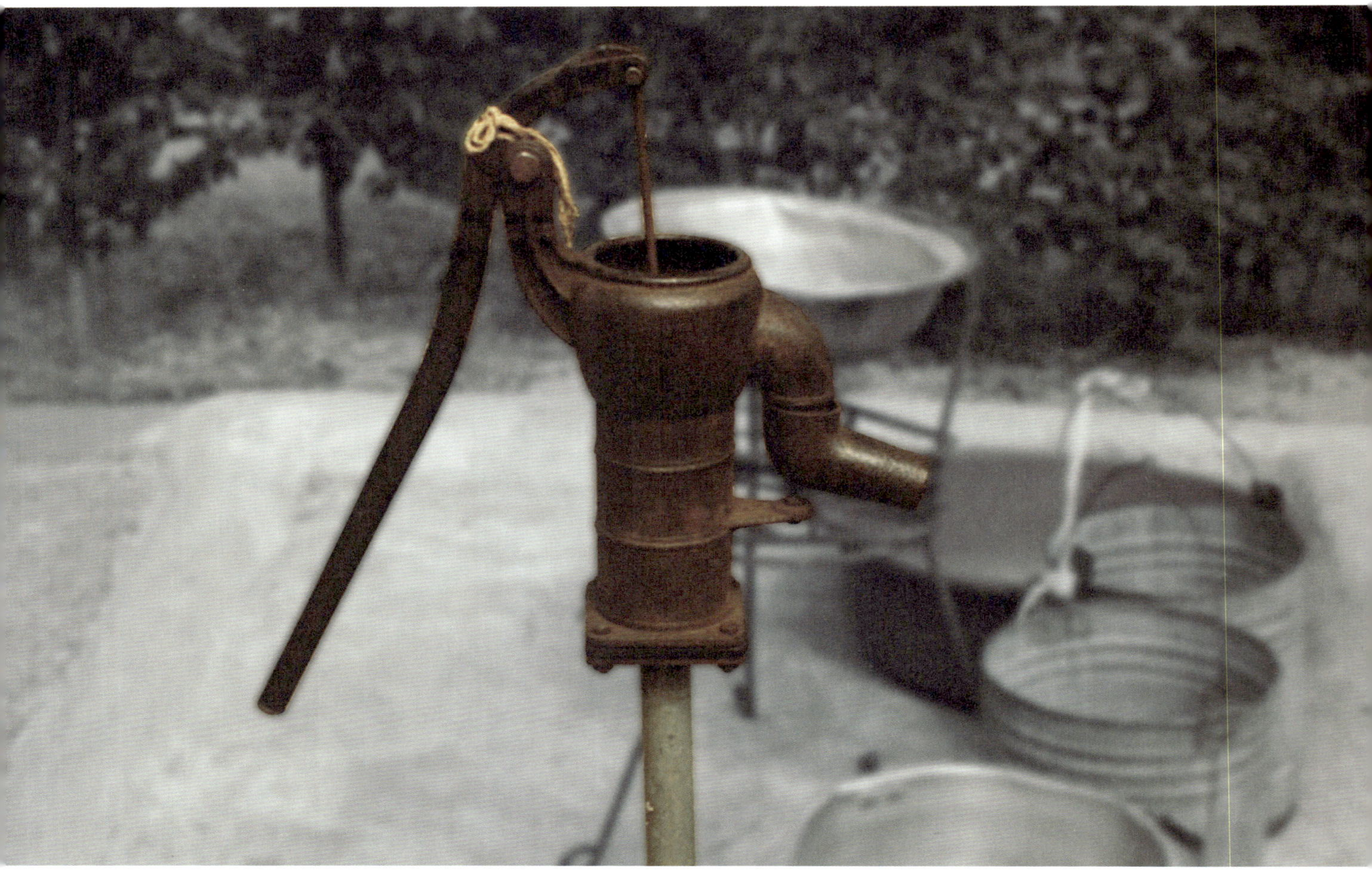

이야기해 보세요

- 무슨 물건인지 아시겠어요?

  손잡이를 위 아래로 움직이면 물이 나오는 '이것'은 무엇일까요?

- 물 펌프를 사용해본 적이 있으시죠?
- 물 펌프를 사용하느라 손에 물집이 잡힌 적은 있으세요?
- 어린 시절 물 펌프에서 얻은 물로 무엇을 했었나요?
- 급하게 물이 필요한데 물 펌프가 고장이 나서 고생한 적은 없으셨나요?
- 물 펌프질을 하면서 가족이나 친구와 장난을 쳐본 적이 있으세요?
- 사진을 보고 떠오르는 생각을 자유롭게 말씀해 보세요.

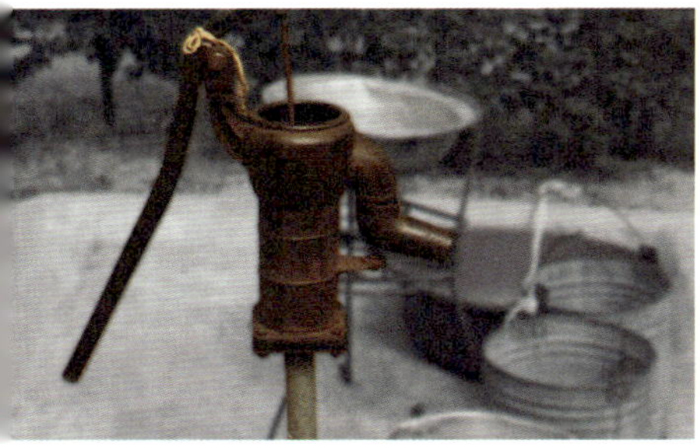

한번 해보세요

- 물 펌프질을 하는 것처럼 손동작을 취해 보세요.
- 큰 대야에 시원한 물을 가득 담아 보세요. 손도 담가 보고, 세수도 하며 물 펌프를 사용하던 시절을 떠올려 보세요.
- 한 여름에 차가운 물을 대야에 받아 손주들에게 등목을 해주세요.
- 가까운 수퍼나 마트에서 물 한 병의 가격을 알아보세요.

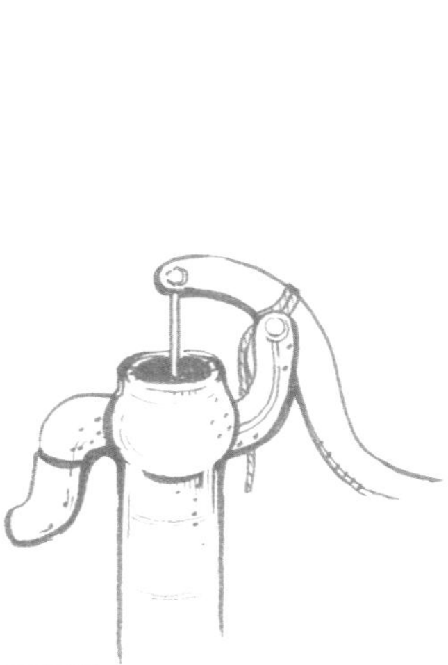

어린 시절 물펌프가 있었던 마당의 풍경을 그려보세요.
물펌프의 위치가 어디인지 표시해 보세요.

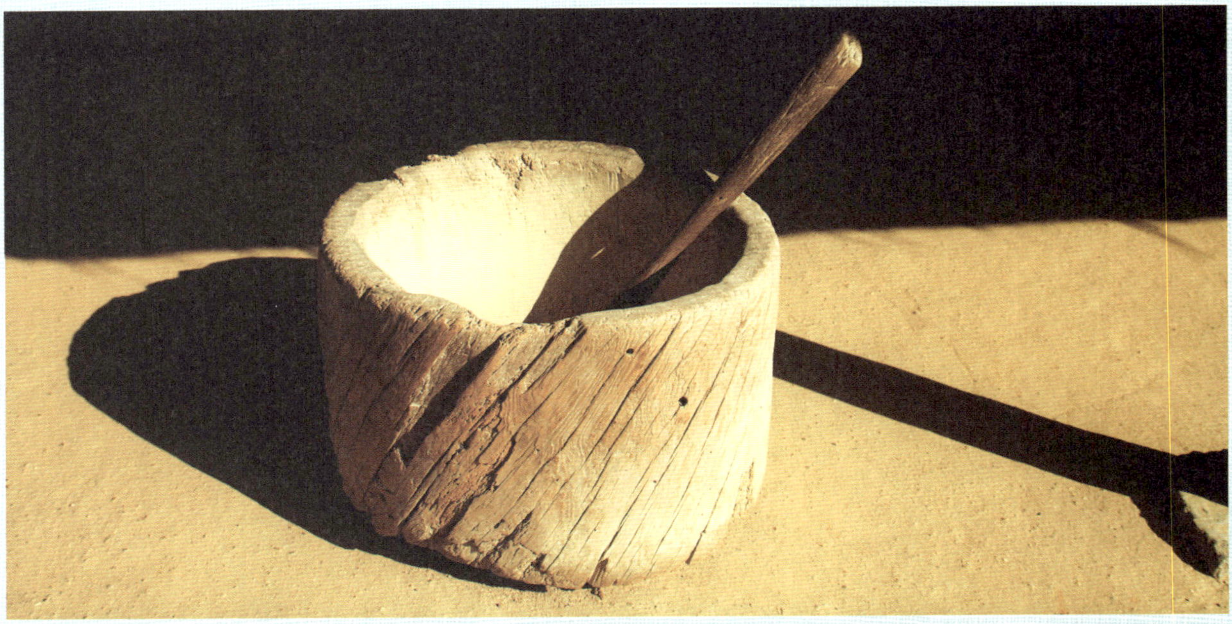

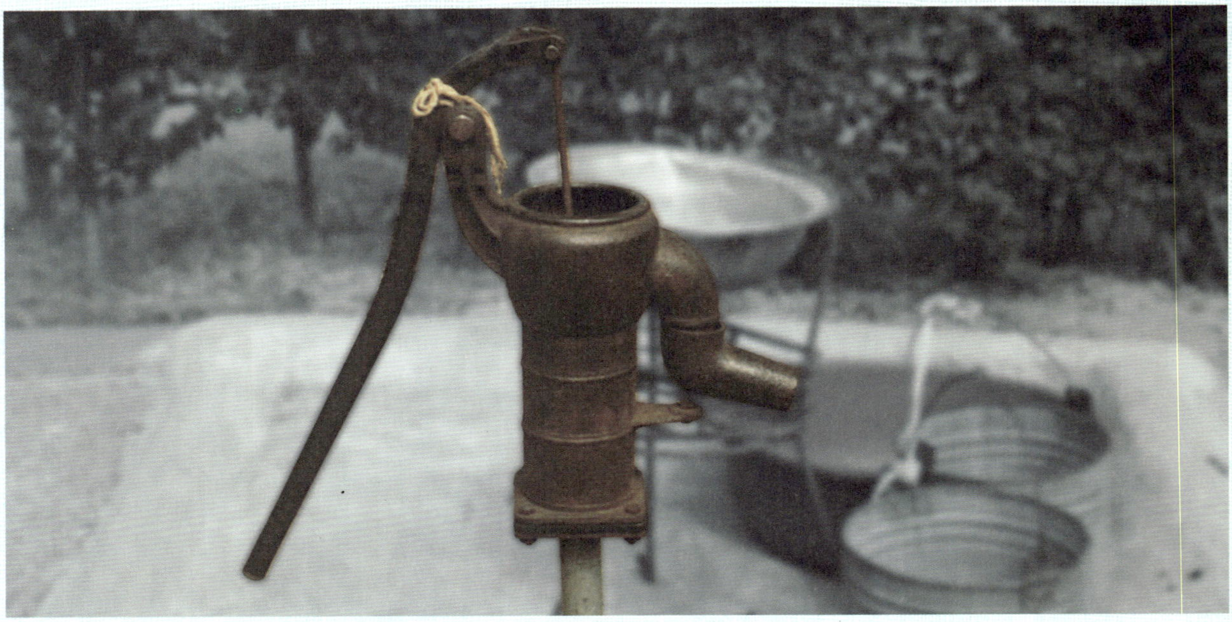

1 무슨 물건인지 아시겠어요?

이름을 말씀해 보세요.

3 어린 시절 일상생활에 필요했던 것을 모두 골라보세요.

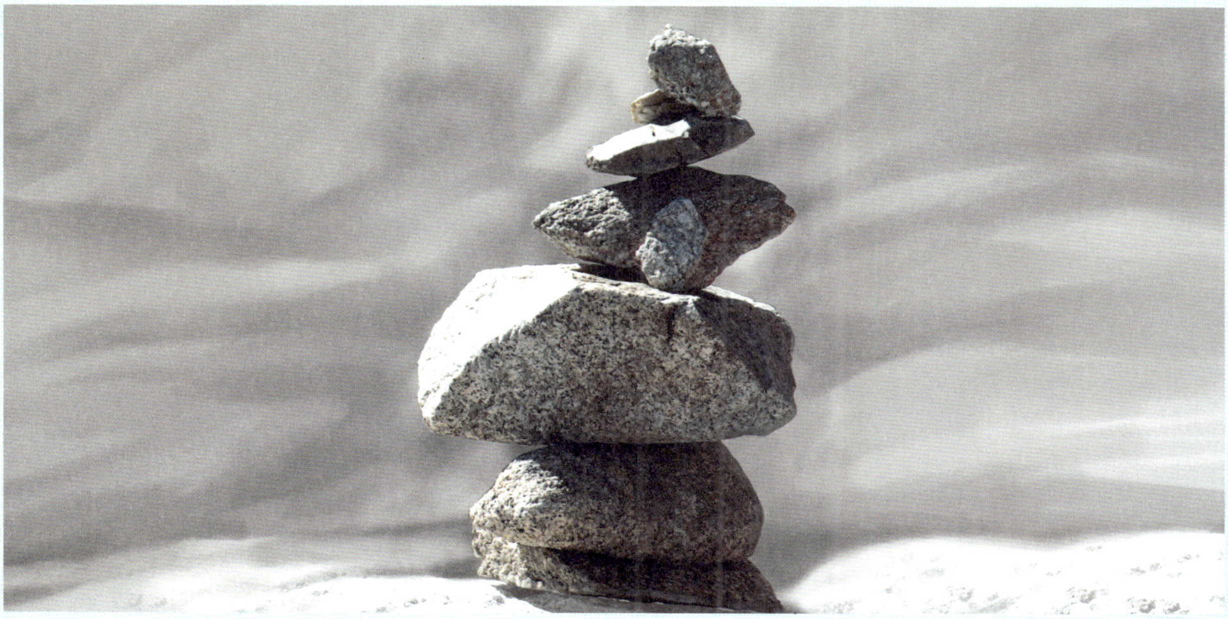

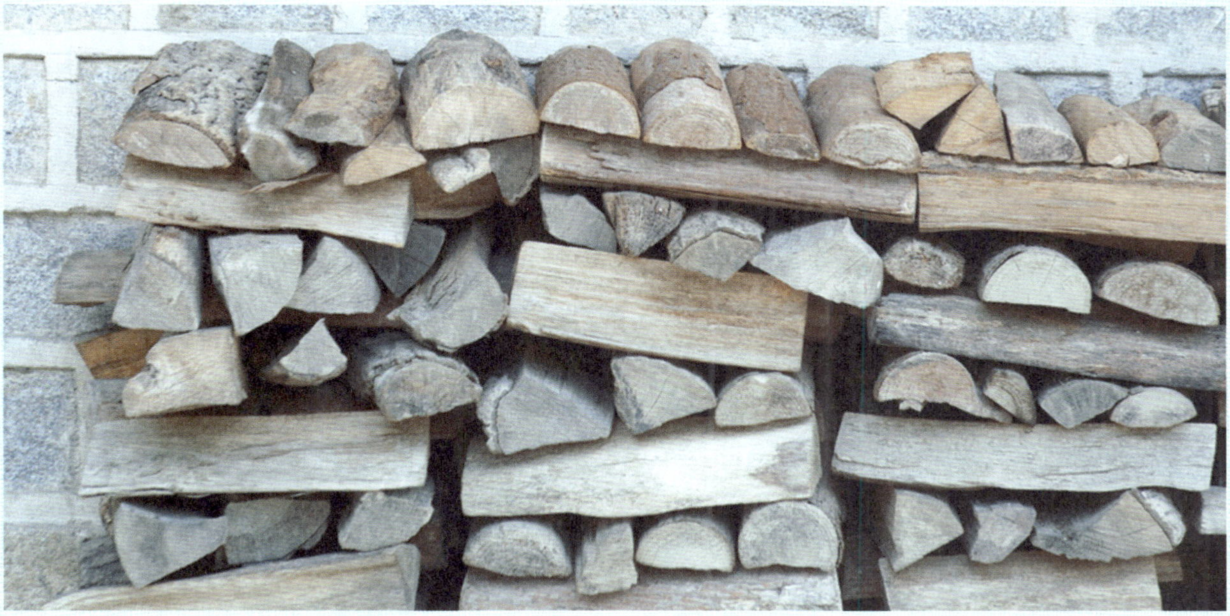

2 겨울철 집안을 따뜻하게 하기 위해 필요한 것은 무엇일까요?

4 사람들이 소원을 빌 때 쌓았던 것은 무엇일까요?

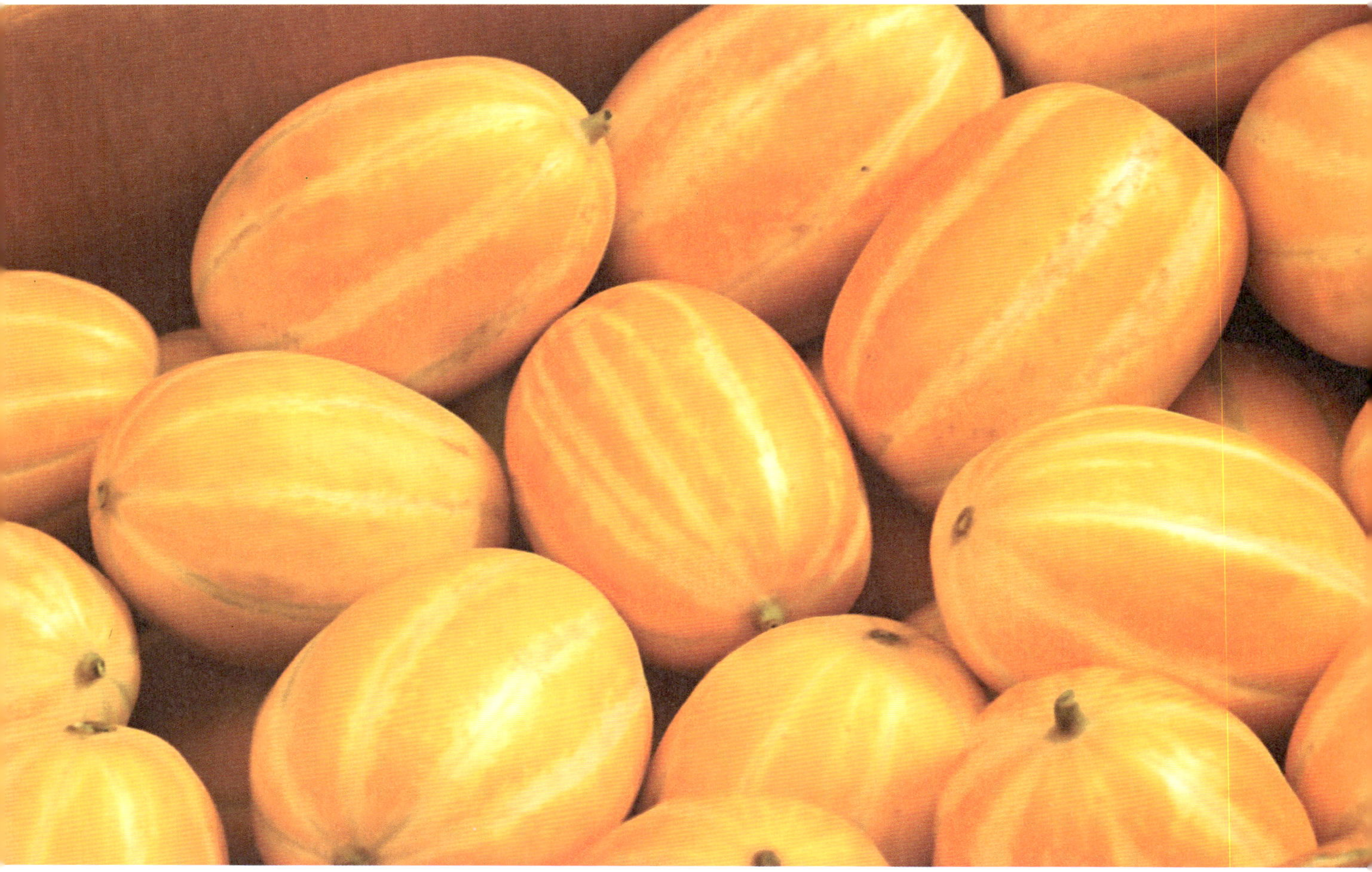

이야기해 보세요

- 무슨 과일인지 아시겠어요?

  하얀색 씨가 있는 과일로 두 글자 단어인 과일은 무엇일까요?

- 여름에 참외를 자주 드셨나요?

  자주 드셨다면, 참외를 어디서 구해 드셨는지 말씀해 보세요. (예: 과수원, 시장)

  자주 드시지 않았다면, 어떤 과일을 가장 많이 드셨는지 말씀해 보세요.

- 어르신께서 참외를 드시는 방법에 대해 말씀해 보세요.

  참외를 동그란 원형으로 잘라서 드셨나요? 아니면 세로로 길쭉하게 잘라서 드셨나요?

  참외를 드실 때 씨를 발라내셨나요? 아니면, 씨 채 드셨나요?

- 사진을 보고 떠오르는 생각을 자유롭게 말씀해 보세요.

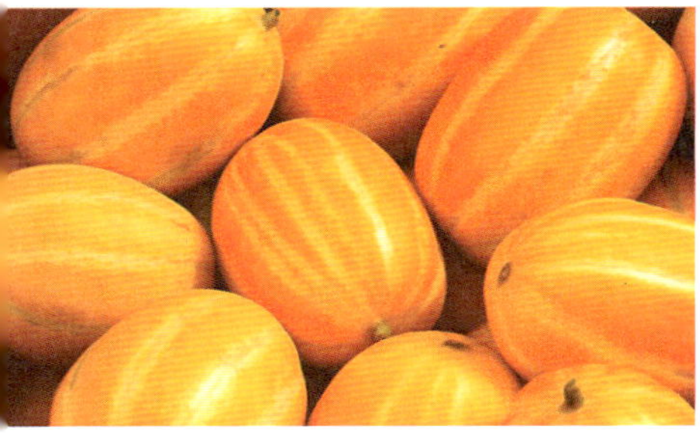

한번 해보세요

- 맛있는 참외를 드셔보세요.
  참외의 맛이 어떤지 말씀해 보세요.

- 참외의 껍질을 한번 깎아보세요.
  참외 속의 씨도 모두 발라 내어 보세요.

- 집에 참외처럼 두 글자 단어인 음식이 있는지
  찾아보세요.

- 과일가게에 가서 잘 익은 참외를 골라보세요.
  요즘 참외의 가격은 얼마인지 확인해 보세요.

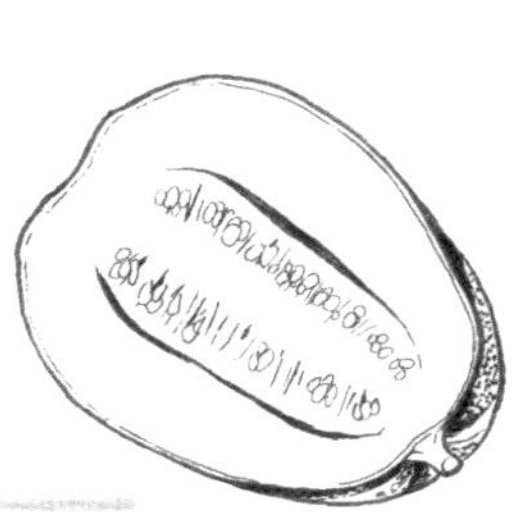

참외가 있는 과수원의 풍경을 색연필로 그려보세요.

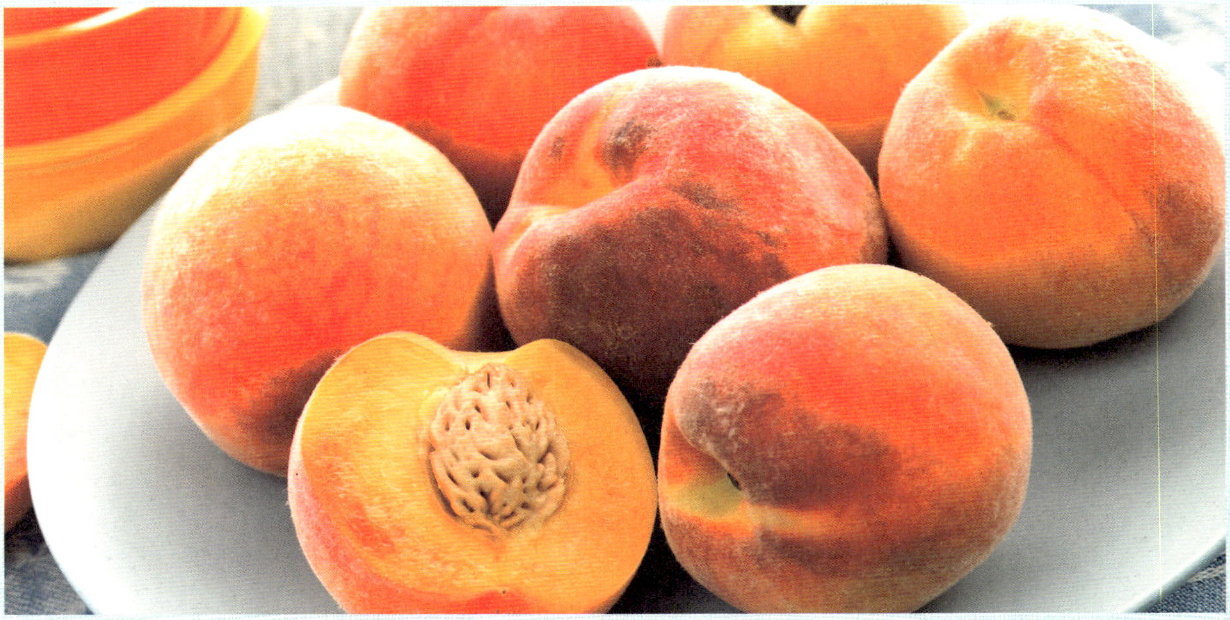

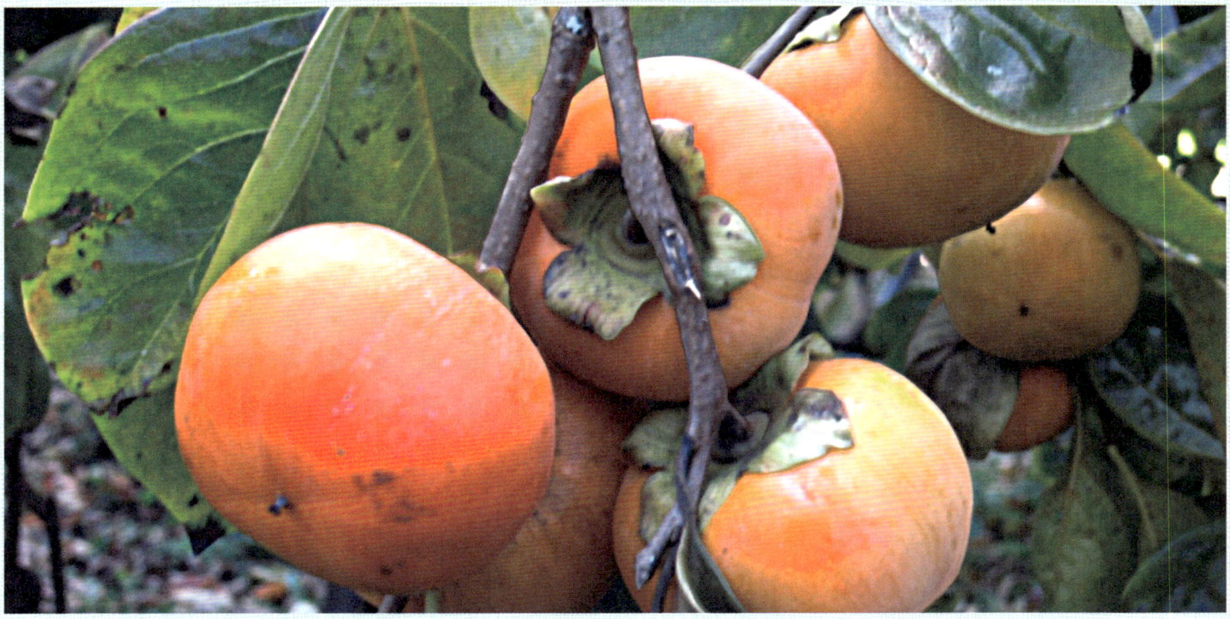

1 무슨 과일인지 아시겠어요?
과일의 이름을 말씀해 보세요.

3 과일의 색깔이 어떻게 다른지 한번 비교해 보세요.

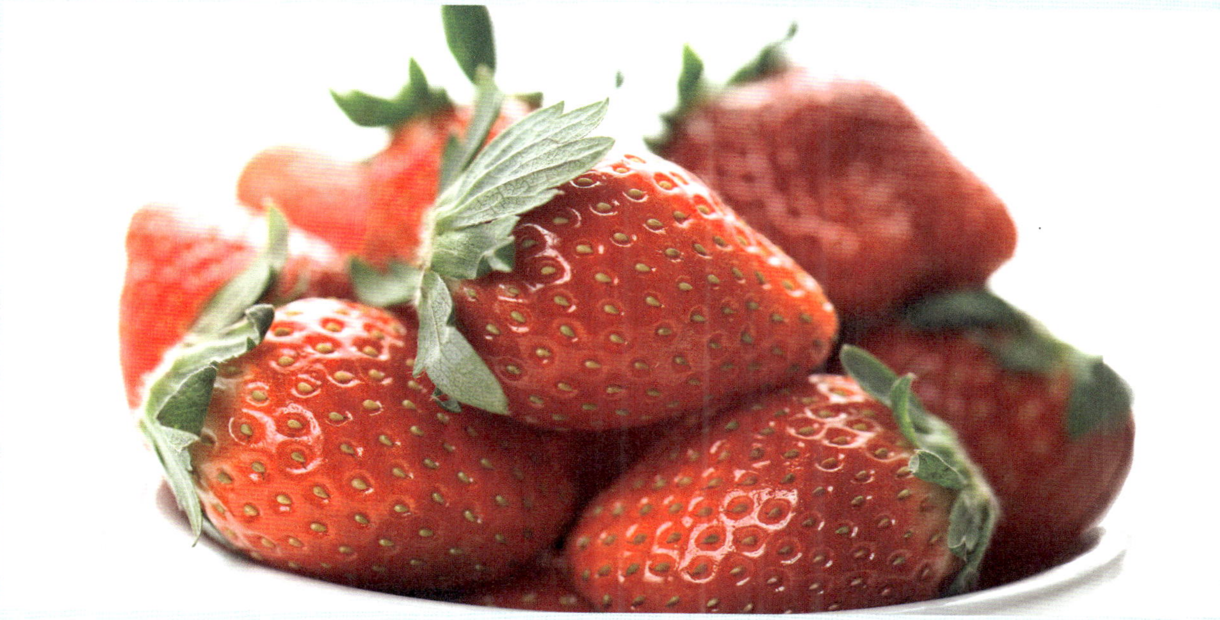

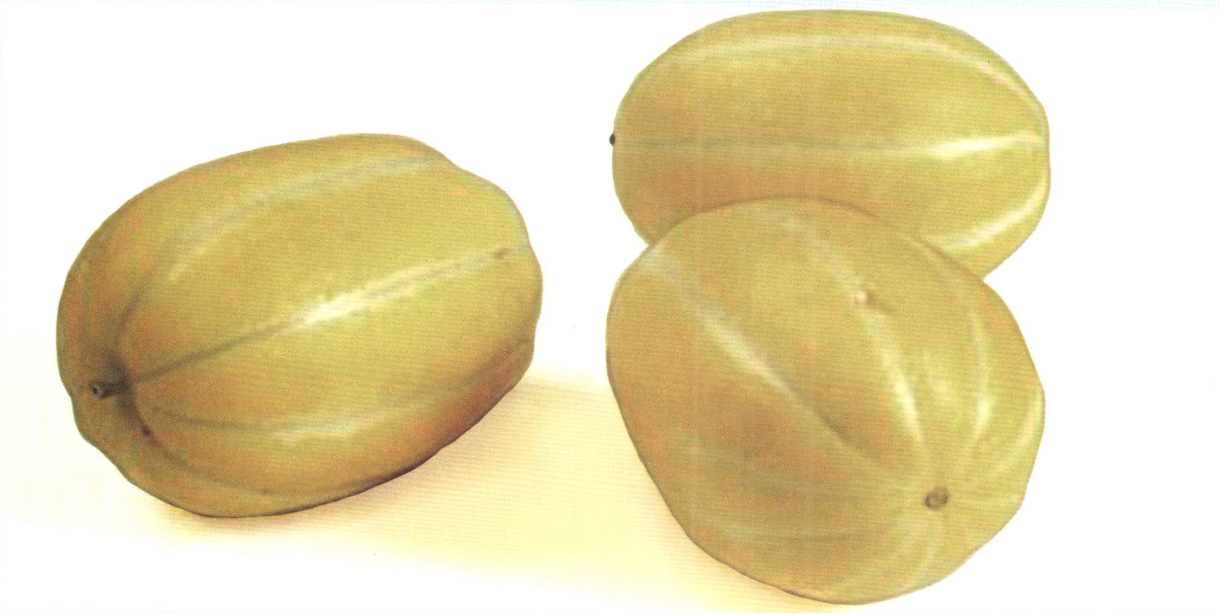

2 실제 크기가 가장 작은 과일은 무엇일까요?

4 과일 속에 씨가 없는 과일을 골라보세요.

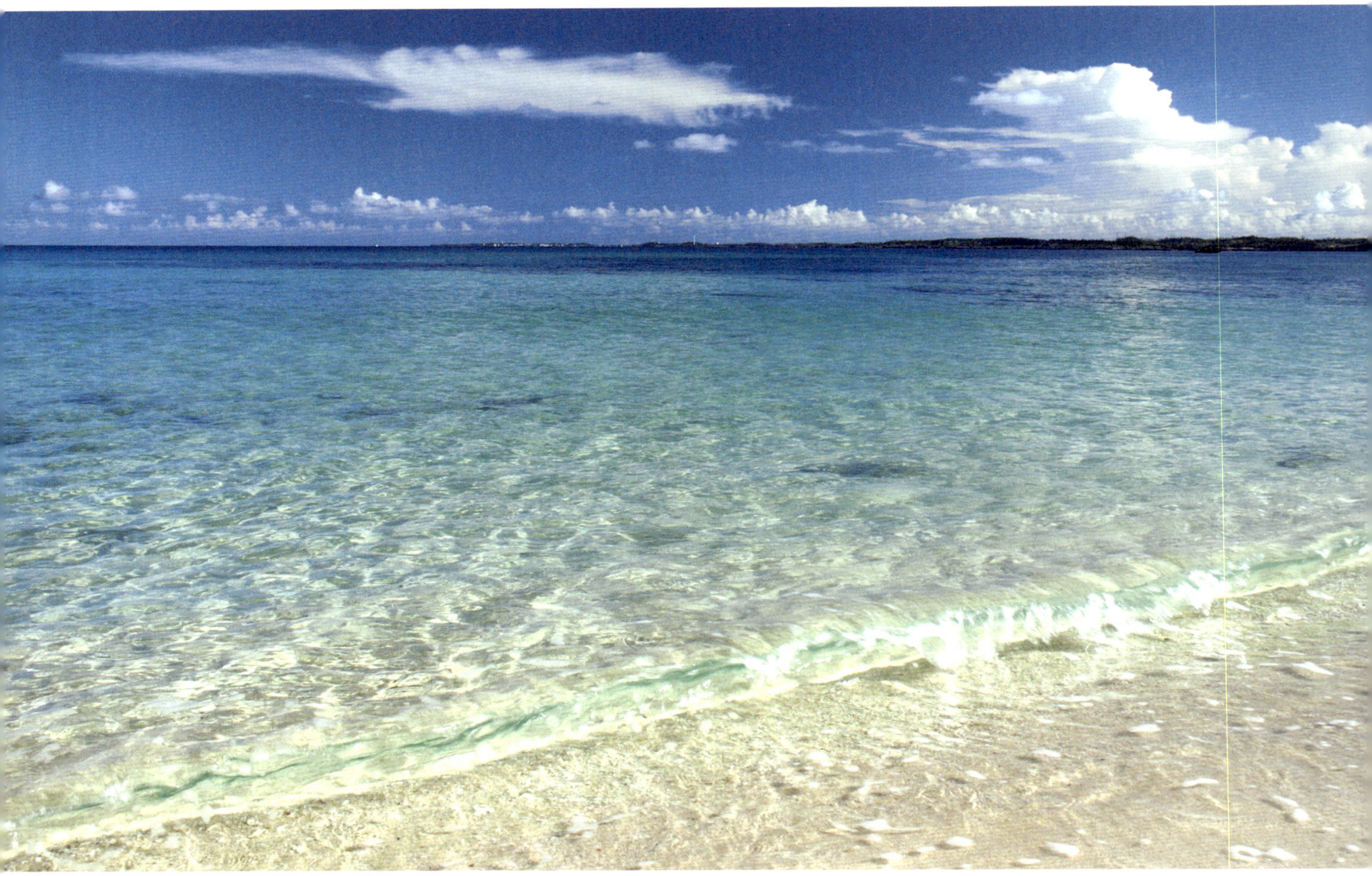

이야기해 보세요

- 어디인지 아시겠어요?

  여름에 자주 가는 여행지로 두 글자인 '이 장소'는 어디일까요?

- 여름에 바다에 가본 적이 있으시죠?

- 바다를 좋아하셨어요?

  좋아하셨다면, 바다의 어떤 점을 좋아하셨는지 말씀해 보세요.

  좋아하지 않으셨다면, 바다 외에 어떤 장소를 가장 좋아하셨는지 말씀해 보세요.

- 어린 시절에 친구들과 바닷가에 놀러 간 적이 있으세요?

- 바닷가에서 놀다가 얼굴과 몸이 까맣게 탄 적은 없으세요?

- 사진을 보고 떠오르는 생각을 자유롭게 말씀해 보세요.

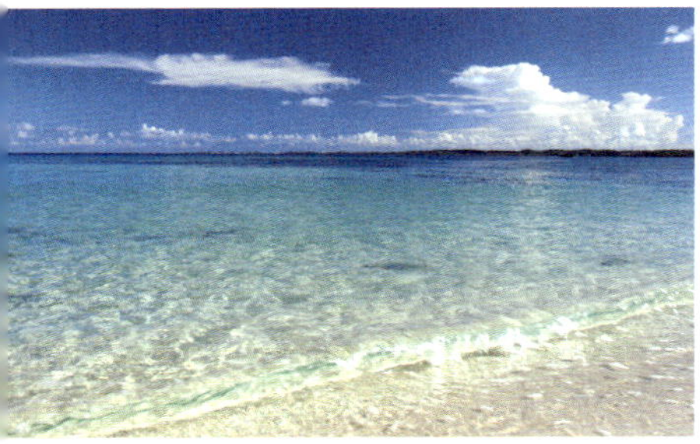

한번 해보세요

- 작은 바다를 만들어보세요. 큰 대야에 시원한 물을 담고 작은 돌멩이들을 넣어 바다를 만들어 보세요.
- 어항에 작은 물고기를 키워보세요. 규칙적으로 물고기에게 모이를 주세요.
- 우리나라 지도에 어르신께서 가보셨던 바닷가에 표시해 보세요.
- 가까운 냇가나 강에 가서, 물 속에 물고기가 살고 있는지 살펴보세요.

바다에서 볼 수 있는 것을 모두 그려보세요.

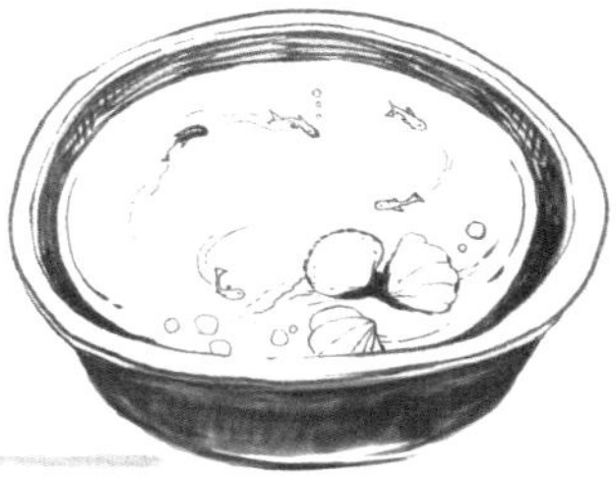

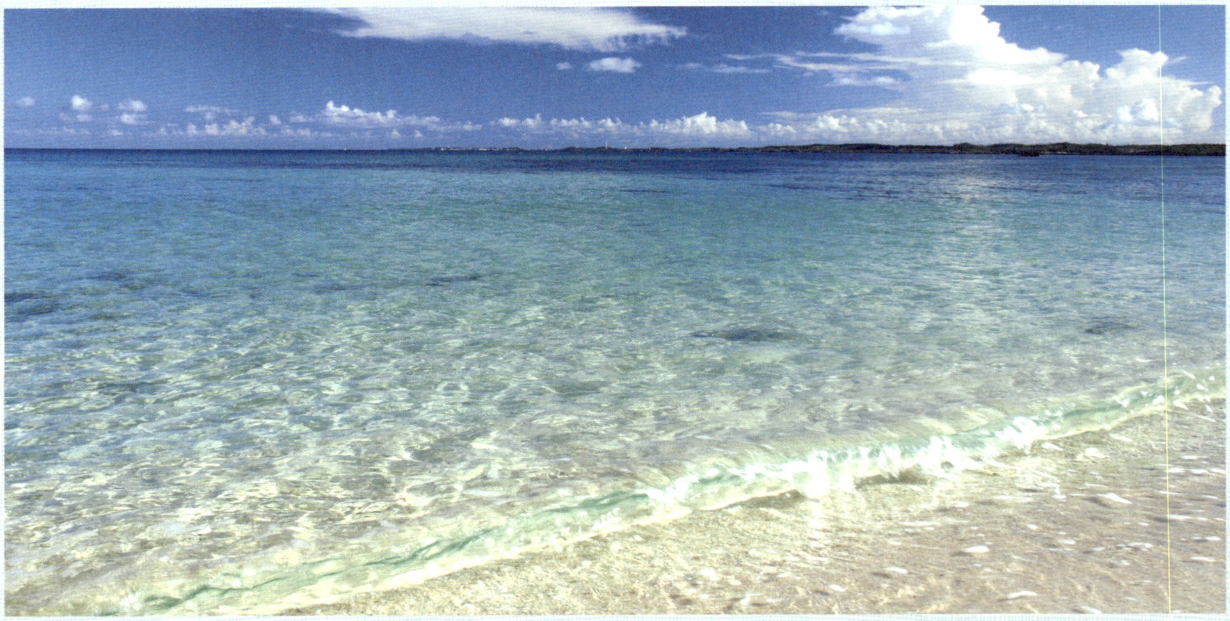

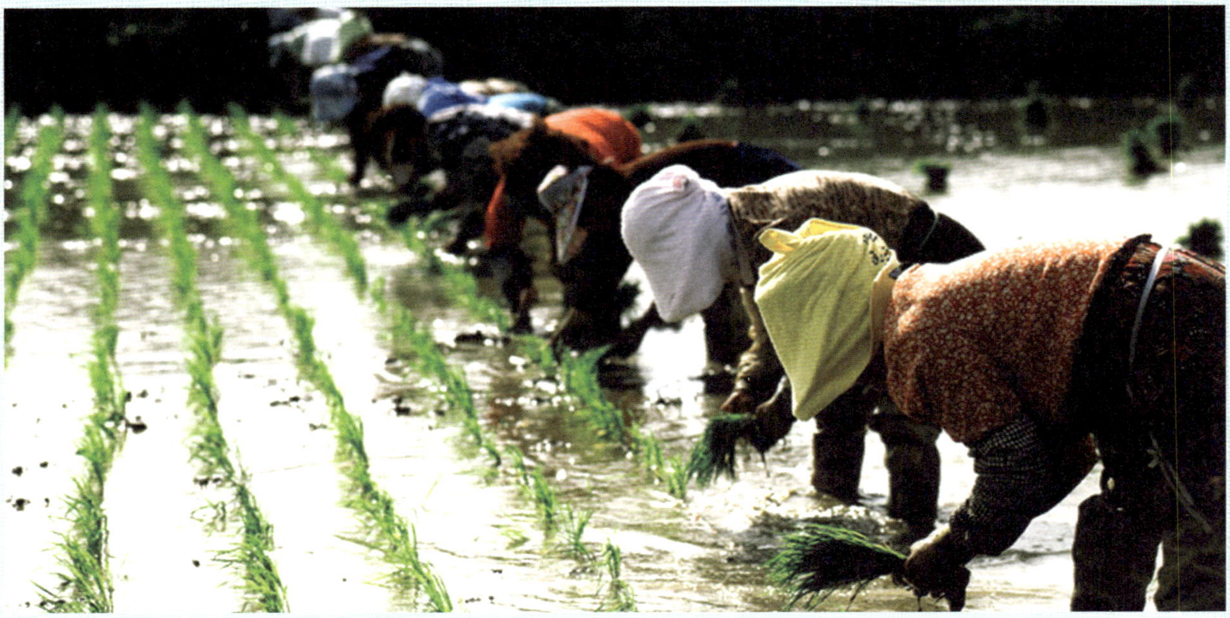

1 어떤 장소인지 아시겠어요?
이름을 말씀해보세요.

3 장소가 어떻게 다른지 한번 비교해 보세요.

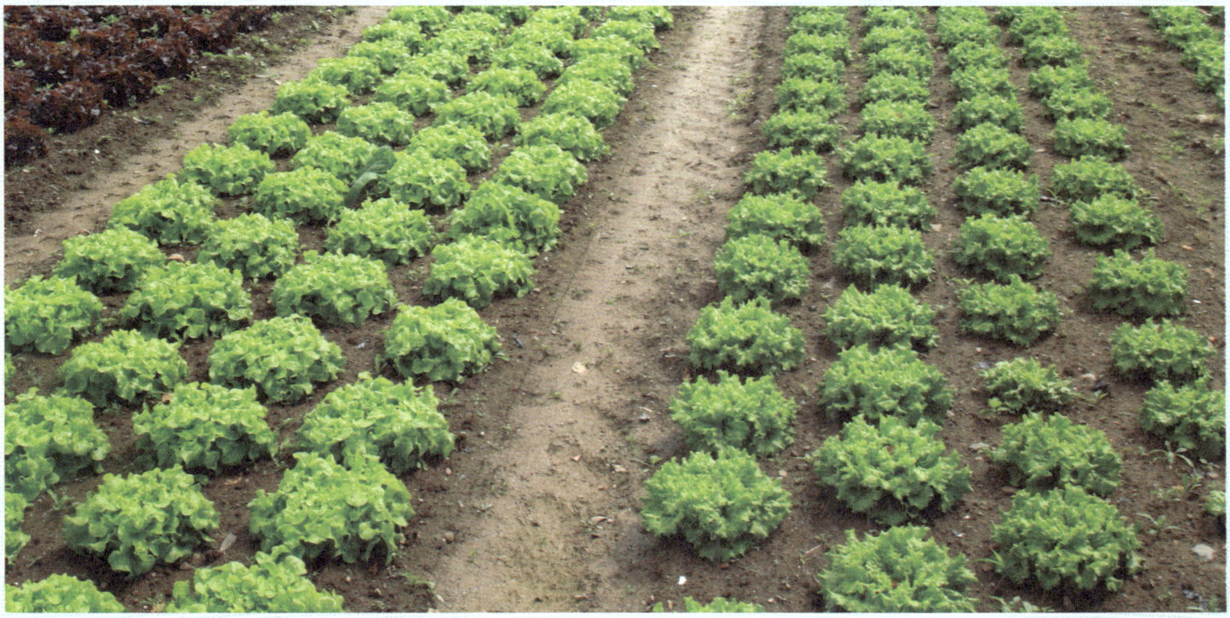

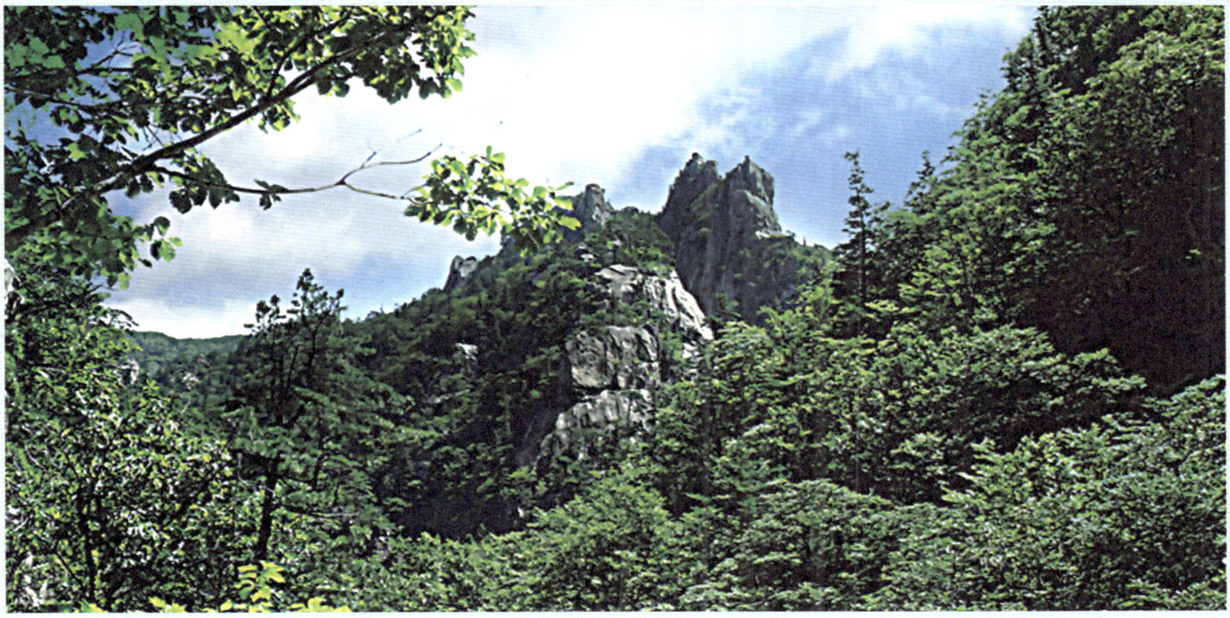

2 봄에 주로 볼 수 있는 풍경을 골라보세요.

4 수영복을 입고 놀 수 있는 장소는 어디일까요?

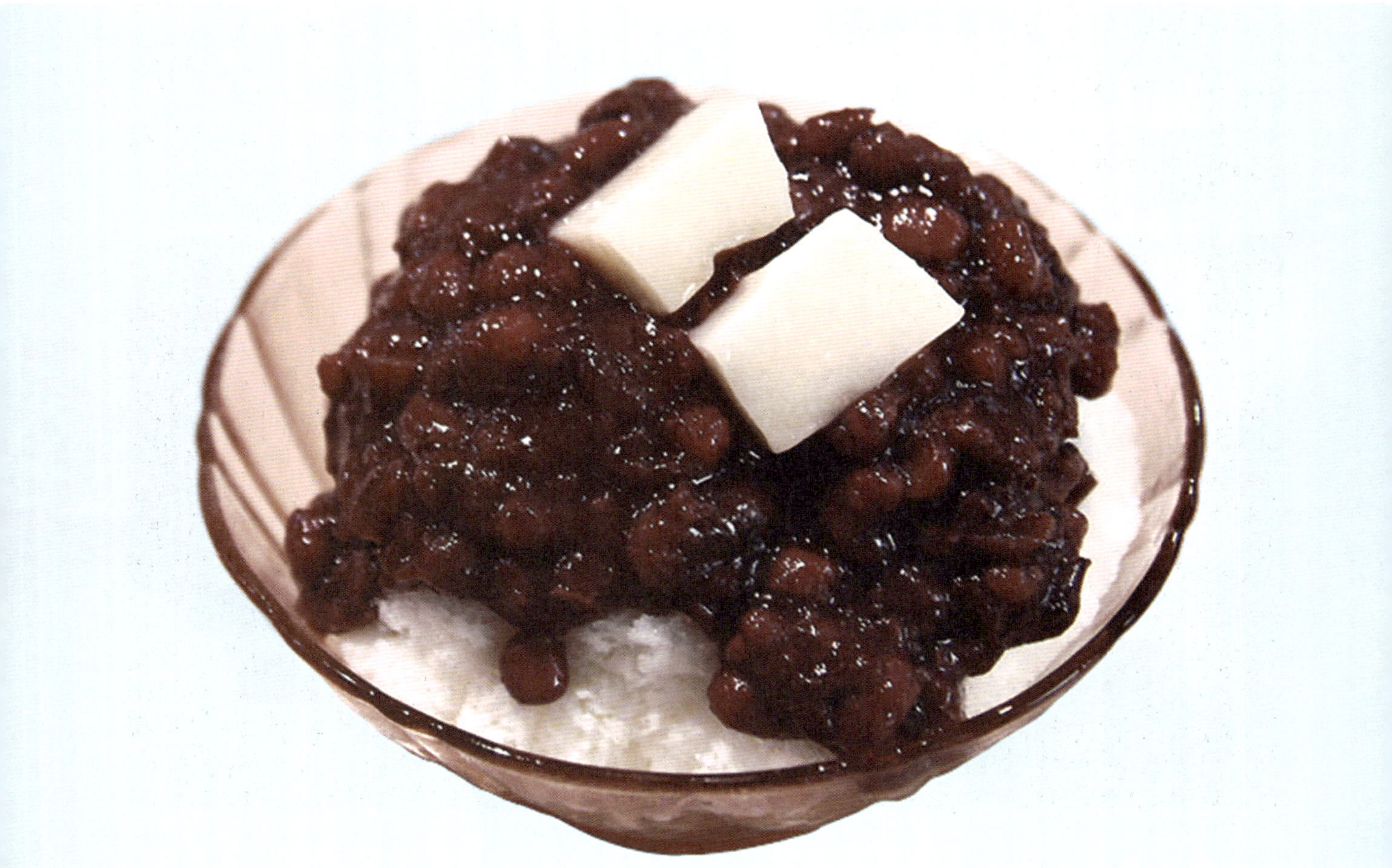

이야기해 보세요

- 어떤 음식인지 아시겠어요?

  얼음과 팥을 넣어 만든 음식으로 이름이 '팥'으로 시작하는 음식은 무엇이지요?

- 팥빙수를 드셔본 적이 있으시죠?

- 어린 시절 팥빙수를 좋아하셨나요?

  좋아하셨다면, 맛있는 팥빙수를 만들기 위한 비법에 대해 알려주세요.

  좋아하지 않으셨다면, 가장 좋아하셨던 차가운 음식에 대해 말씀해 보세요.

- 어머니께서 직접 팥빙수를 만들어 주신 적이 있으세요?

- 어린 시절 아이스크림 장수와 팥빙수 장수 중 누가 더 아이들에게 인기가 있었나요?

- 사진을 보고 떠오르는 생각을 자유롭게 말씀해 보세요.

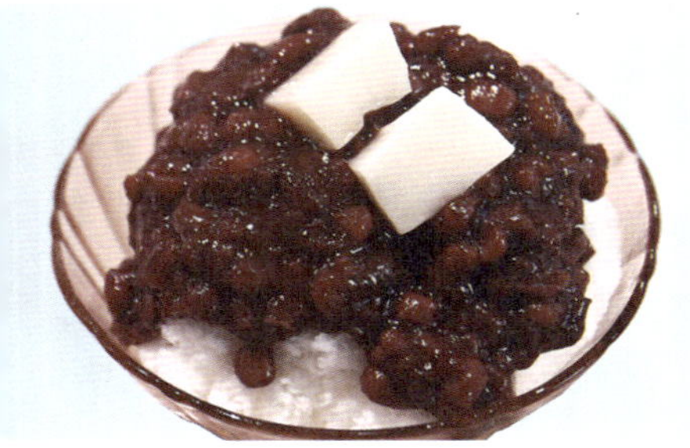

한번 해보세요

- 맛있는 팥빙수를 한번 만들어보세요.
  팥이나 떡을 듬뿍 넣어 만들어보세요.

- 종이컵 반 컵 분량의 팥을 바닥 위에 부은 후,
  팥이 모두 몇 개가 있는지 세어보세요.

- 집에 팥처럼 갈색인 물건이 있는지 찾아보세요.

- 가게에서 팥빙수를 사 드셔보세요.
  요즘은 어떤 재료들을 넣고 만드는지 살펴보세요.

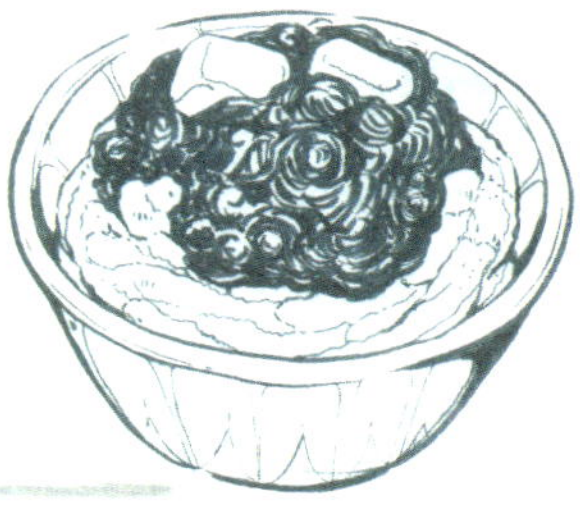

팥으로 만들 수 있는 음식을 그려보세요. (예: 붕어빵)

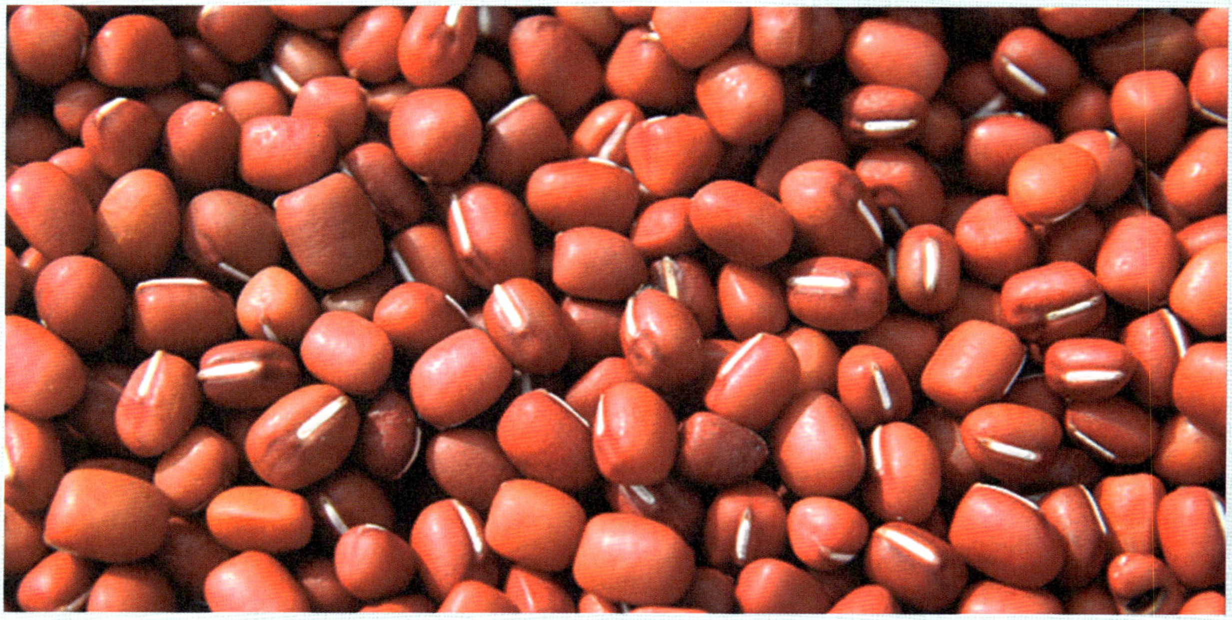

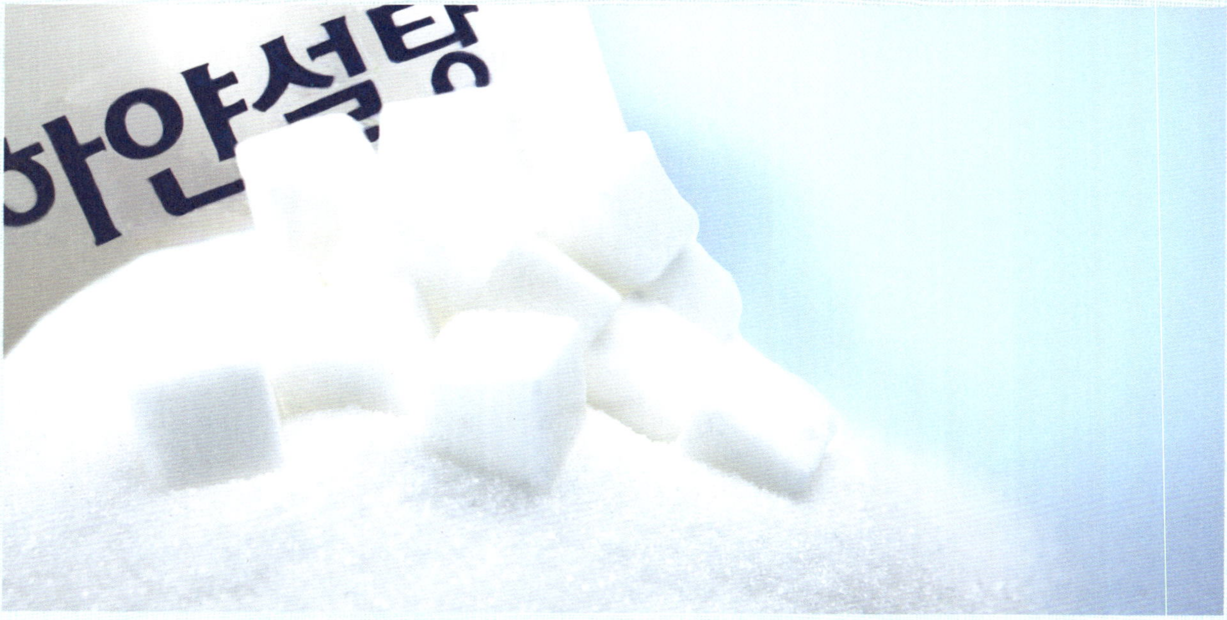

1 무엇인지 아시겠어요?

이름을 말씀해 보세요.

3 시간이 흐르면 녹아버리는 것을 모두 골라보세요.

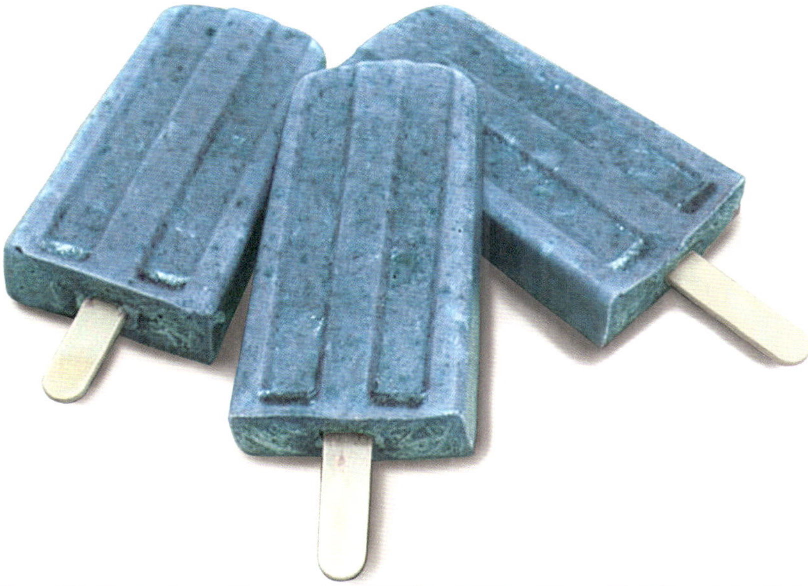

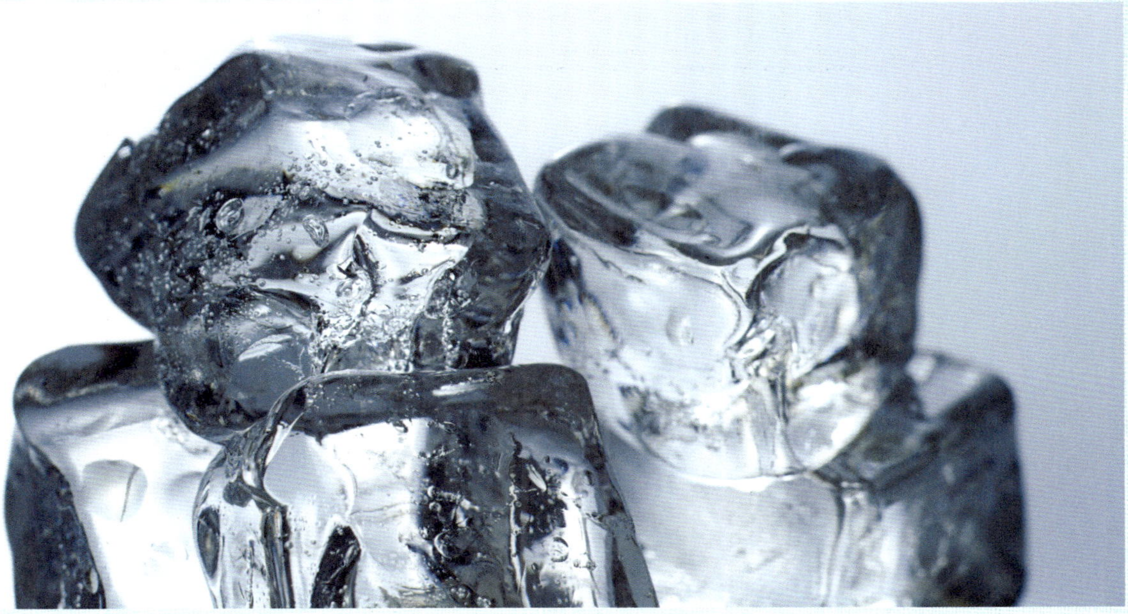

2 먹었을 때 입안이 시원해지는 것을 모두 골라보세요.

4 팥빙수를 만들기 위해 필요한 재료들을 모두 골라 보세요.

8

1945 AUGUST

日	月	火	水	木	金	土
			1	2	3	4
5	6	7	8	9	10	11
12	13	14	15	16	17	18
19	20	21	22	23	24	25
26	27	28	29	30	31	

이야기해 보세요

- 8월 15일이 무슨 날인지 아시겠어요?

  우리나라가 일본으로부터 해방된 날을 무엇이라 하나요?

- 어르신께서는 1945년 8월 15일에 몇 살이셨나요?

- 1945년 8월 15일에 있었던 일들을 기억하세요?

  기억하신다면, 당시 사람들이 얼마나 기뻐했는지 말씀해 보세요.

  기억하지 못 하신다면, 해마다 열린 광복절 행사 중에 가장 기억에 남는 행사에 대해 말씀해 보세요.

- 광복절을 기념해서 '대한독립만세'를 부르거나 태극기를 흔들어 본 적이 있으세요?

- 사진을 보고 떠오르는 생각을 자유롭게 말씀해 보세요.

8

1945 AUGUST

日	月	火	水	木	金	土
			1	2	3	4
5	6	7	8	9	10	11
12	13	14	15	16	17	18
19	20	21	22	23	24	25
26	27	28	29	30	31	

한번 해보세요

- 애국가를 한번 불러보세요. 가사가 기억나지 않으면 다음 장을 참고하세요.
- 광복을 기념하는 '대한독립만세'를 외쳐보세요.
- 광복절을 주제로 다룬 영화 '광복절 특사'를 한번 감상해 보세요.
- 달력에서 올 해 8월 15일이 음력으로 몇일인지 계산해 보세요.
- 우리나라 국기와 외국 국기를 비교해 보세요. 국기의 모양은 다음장을 참고하세요.

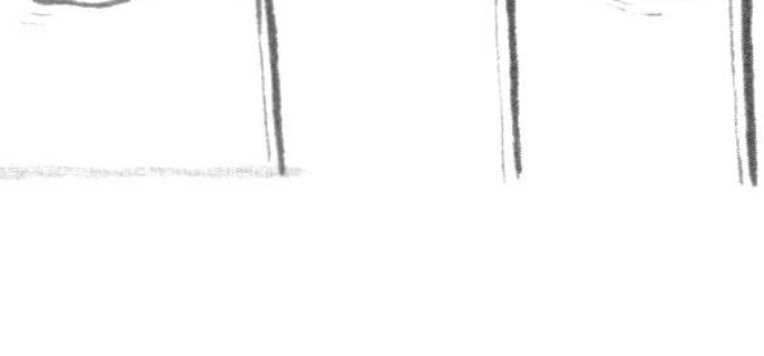

애국가 1절의 가사를 적어보세요.

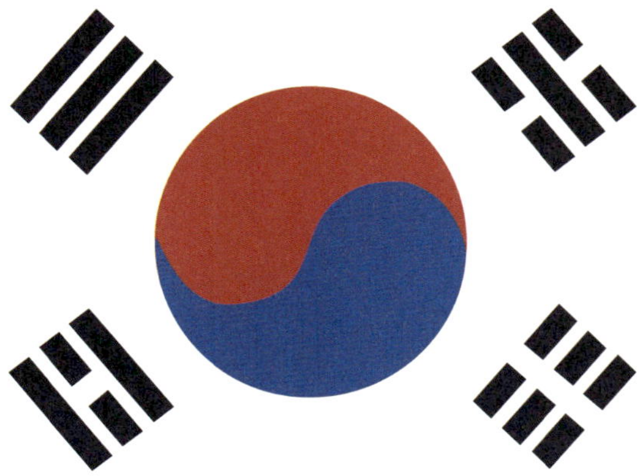

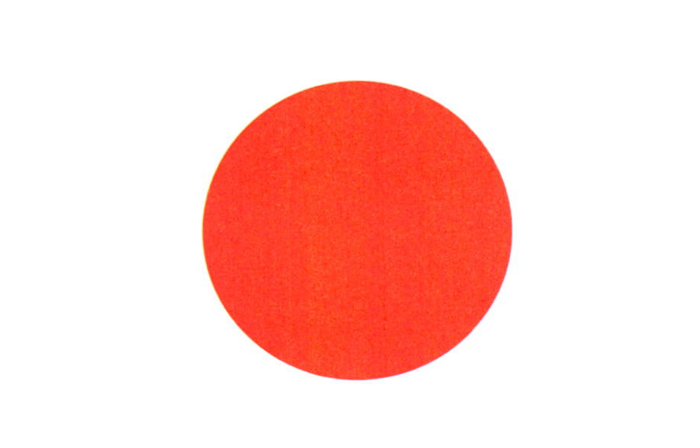

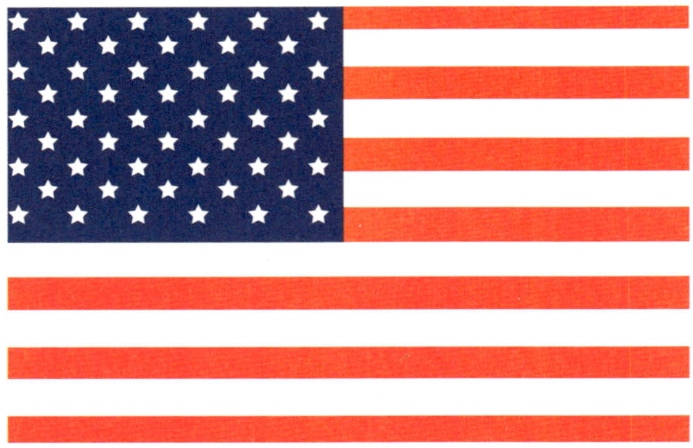

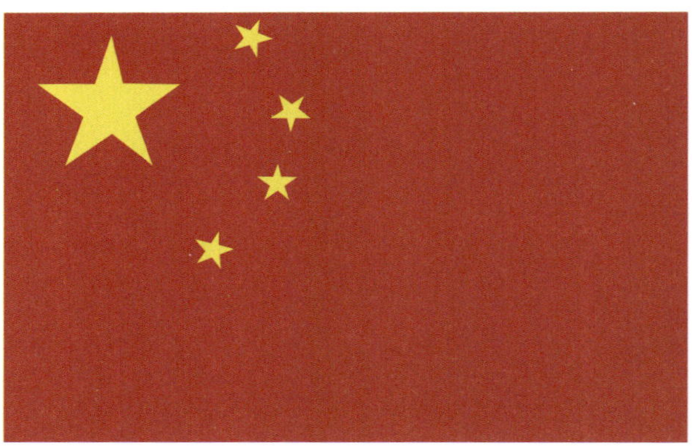

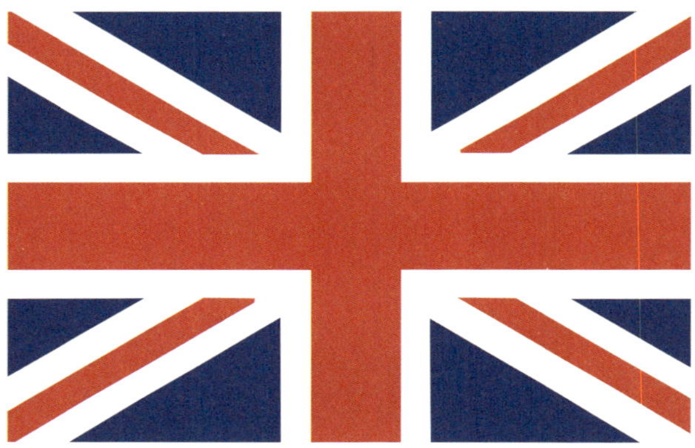

각각의 국기는 어느 나라 국기인가요?
우리나라 국기와 외국 국기를 비교해 보세요.

애국가

동해물과 백두산이 마르고 닳도록
하느님이 보우하사 우리나라 만세
무궁화 삼천리 화려강산
대한 사람, 대한으로 길이 보전하세

가을 하늘 공활한데 높고 구름 없이
밝은 달은 우리 가슴 일편단심일세
무궁화 삼천리 화려강산
대한 사람, 대한으로 길이 보전하세

남산 위에 저 소나무, 철갑을 두른 듯
바람서리 불변함은 우리 기상일세
무궁화 삼천리 화려강산
대한 사람, 대한으로 길이 보전하세

이 기상과 이 맘으로 충성을 다하여
괴로우나 즐거우나 나라 사랑하세
무궁화 삼천리 화려강산
대한 사람, 대한으로 길이 보전하세

8

1945 AUGUST

日	月	火	水	木	金	土
			1	2	3	4
5	6	7	8	9	10	11
12	13	14	15	16	17	18
19	20	21	22	23	24	25
26	27	28	29	30	31	

4

2012 APRIL

日	月	火	水	木	金	土
1	2	3	4	5	6	7
8	9	10	11	12	13	14
15	16	17	18	19	20	21
22	23	24	25	26	27	28
29	30					

1 무엇을 기념하는 날인지 아시겠어요?
기념일의 이름을 말씀해 보세요.

3 1945년과 관련이 가장 깊은 날은 언제일까요?

5

1980 MAY

日	月	火	水	木	金	土
				1	2	3
4	5	6	7	8	9	10
11	12	13	14	15	16	17
18	19	20	21	22	23	24
25	26	27	28	29	30	31

12

1999 DECEMBER

日	月	火	水	木	金	土
			1	2	3	4
5	6	7	8	9	10	11
12	13	14	15	16	17	18
19	20	21	22	23	24	25
26	27	28	29	30	31	

2 나무를 심는 날은 언제일까요?

4 가족이나 친구들과 함께 송년회 모임을 하는 날은 언제일까요?

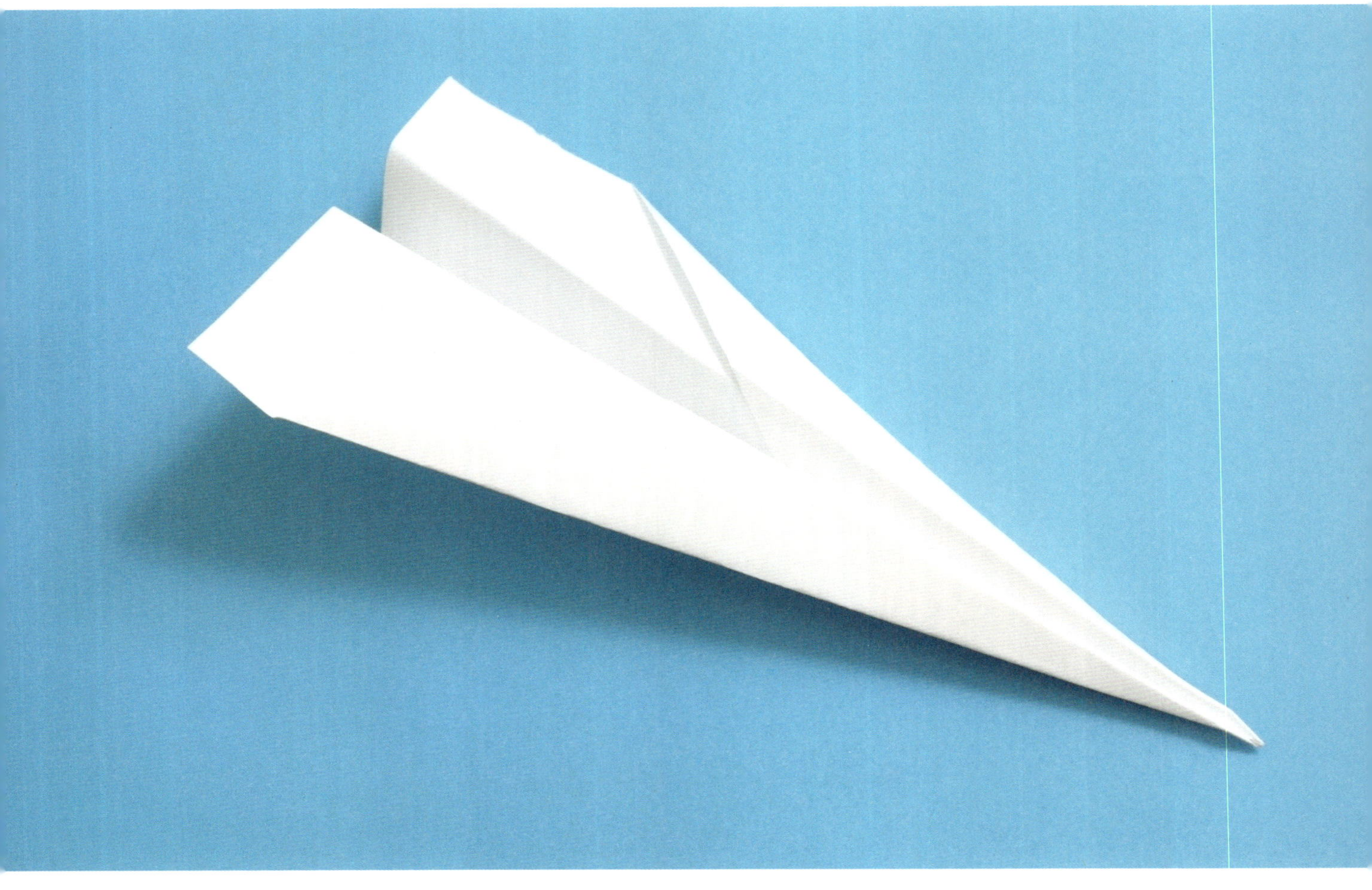

이야기해 보세요

- 무슨 장난감인지 아시겠어요?
  - 종이를 접어서 날리는 이 장난감은 무엇일까요?
- 어린 시절 종이접기를 좋아하셨나요?
  - 좋아하셨다면, 종이비행기 외에 어떤 모양을 접으셨는지 말씀해 보세요.
  - 좋아하지 않으셨다면, 종이 접기 외에 어떤 것을 가지고 노셨는지 말씀해 보세요.
- 종이비행기를 날려본 적이 있으세요?
- 날아가는 종이비행기를 쫓아 뛰어가 본 적이 있으세요?
- 사진을 보고 떠오르는 생각을 자유롭게 말씀해 보세요.

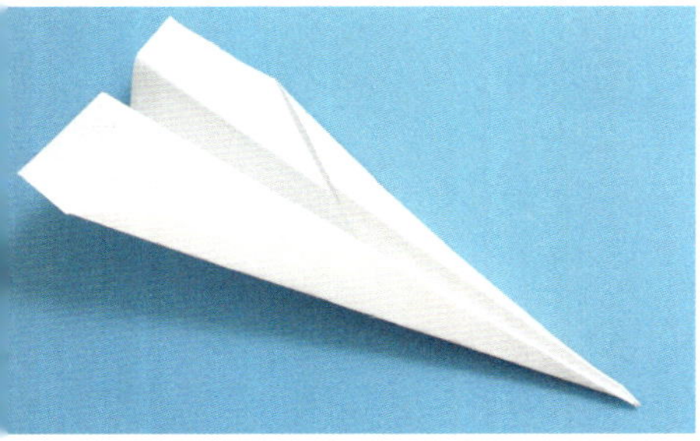

한번 해보세요

- 종이비행기를 접어보세요. 비행기를 접는 방법이 기억나지 않는다면, 다음 장을 참고하세요.

- 종이비행기를 날려 보세요. 바람이 어느 방향에서 부는지 확인한 후, 비행기를 날려보세요.

- 동요 '비행기'를 불러보세요. 가사가 기억나지 않는다면, 다음 장을 참고하세요.

- 하늘에 날아가는 비행기를 찾아보세요. 어느 정도의 크기로 보이는지 살펴보세요.

하늘을 날 수 있는 것을 그려보세요.

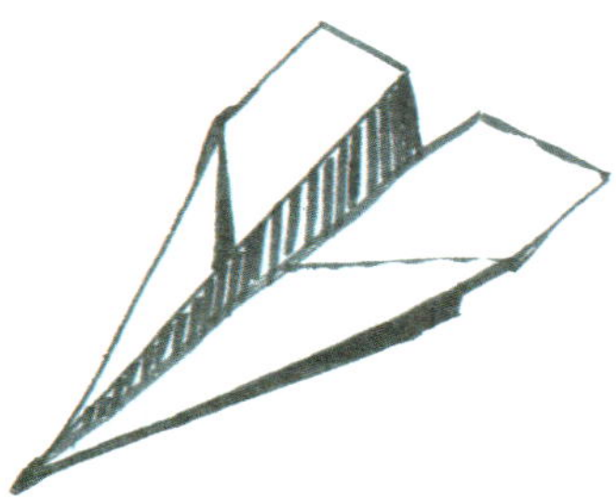

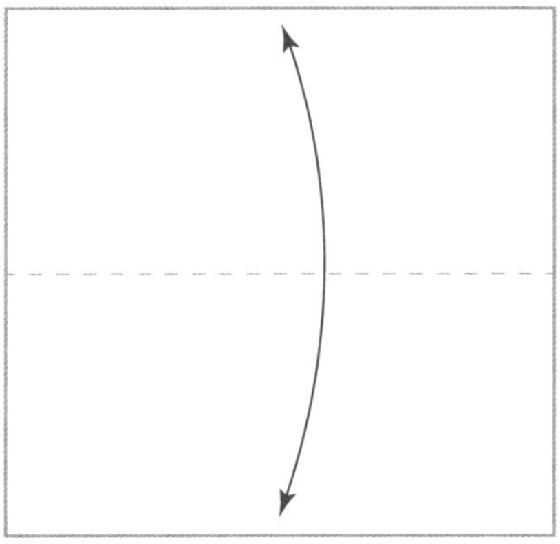

① 중심에 맞춰 접으세요.

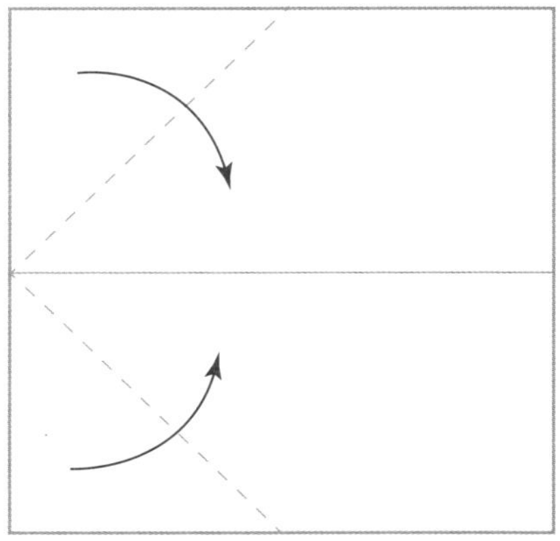

② 접어 올리세요.

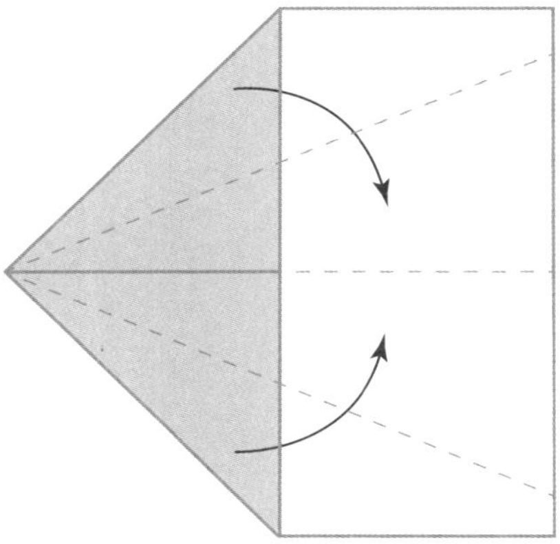

③ 날개를 반으로 접으세요.

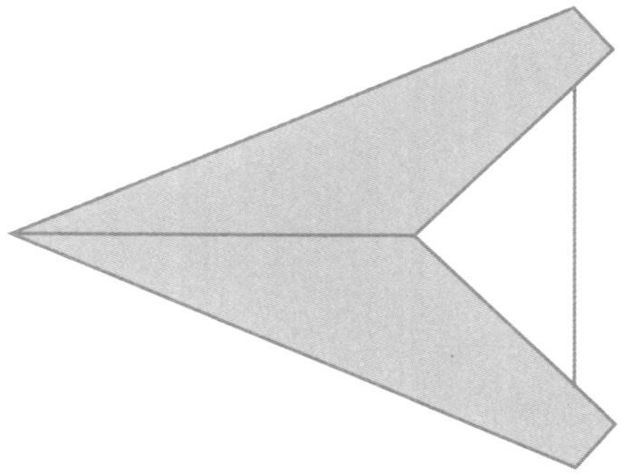

④

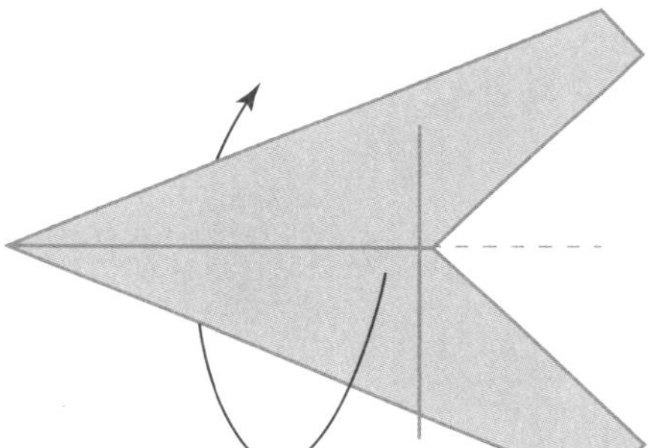

⑤ 그림처럼 뒤집으세요.

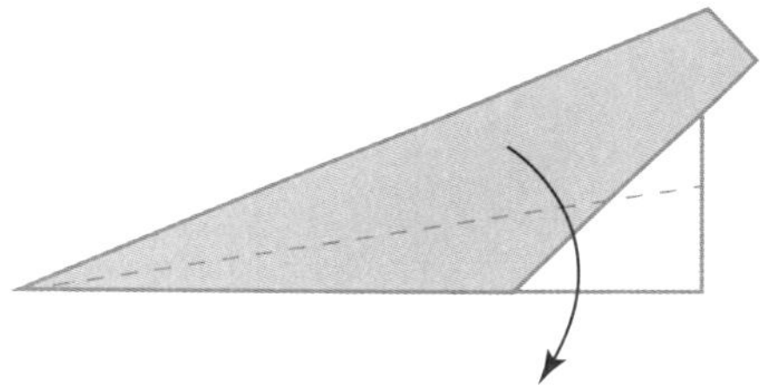

⑥ 날개의 반을 접기선으로 접으세요.

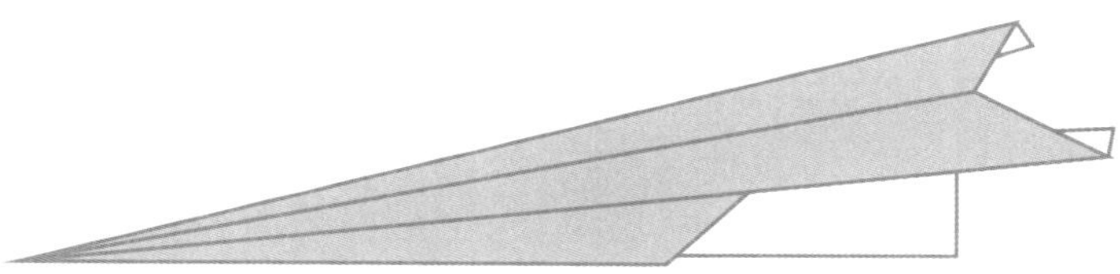

⑦ 완성

위 그림대로 비행기를 접어보세요.

비행기

떴다 떴다 비행기 날아라 날아라
높이 높이 날아라 우리비행기
떴다 떴다 비행기 날아라 날아라
높이 높이 날아라 우리비행기

①

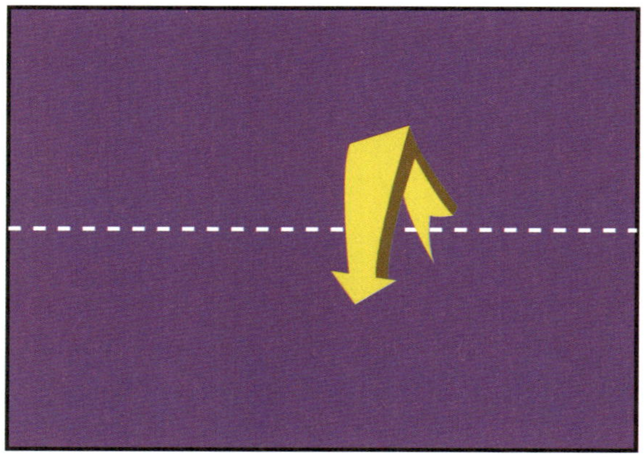

②

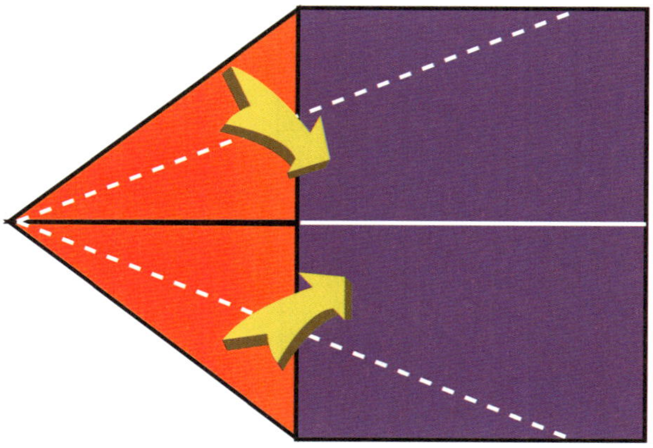

1 무엇을 만드는 과정인지 아시겠어요?

3 종이비행기를 만드는 순서대로 사진을 짚어보세요.

③

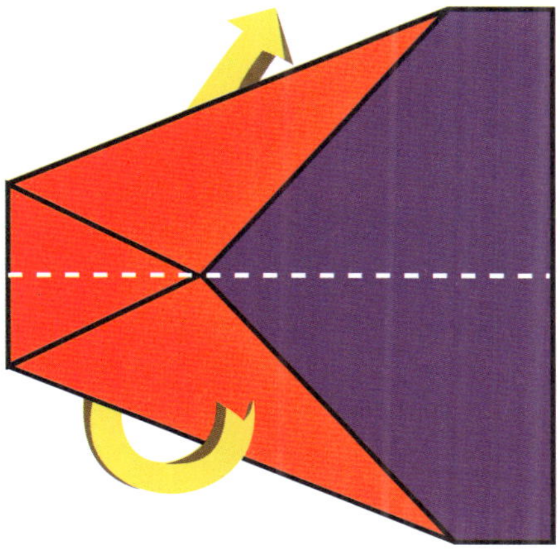

④

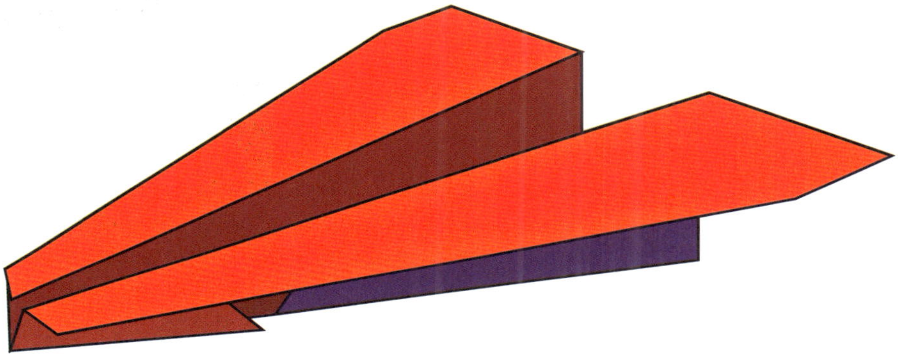

2 종이비행기를 만들기 위해서는 무엇이 필요할까요?

4 종이비행기를 어떤 장소에서 날려야 잘 날아갈까요?

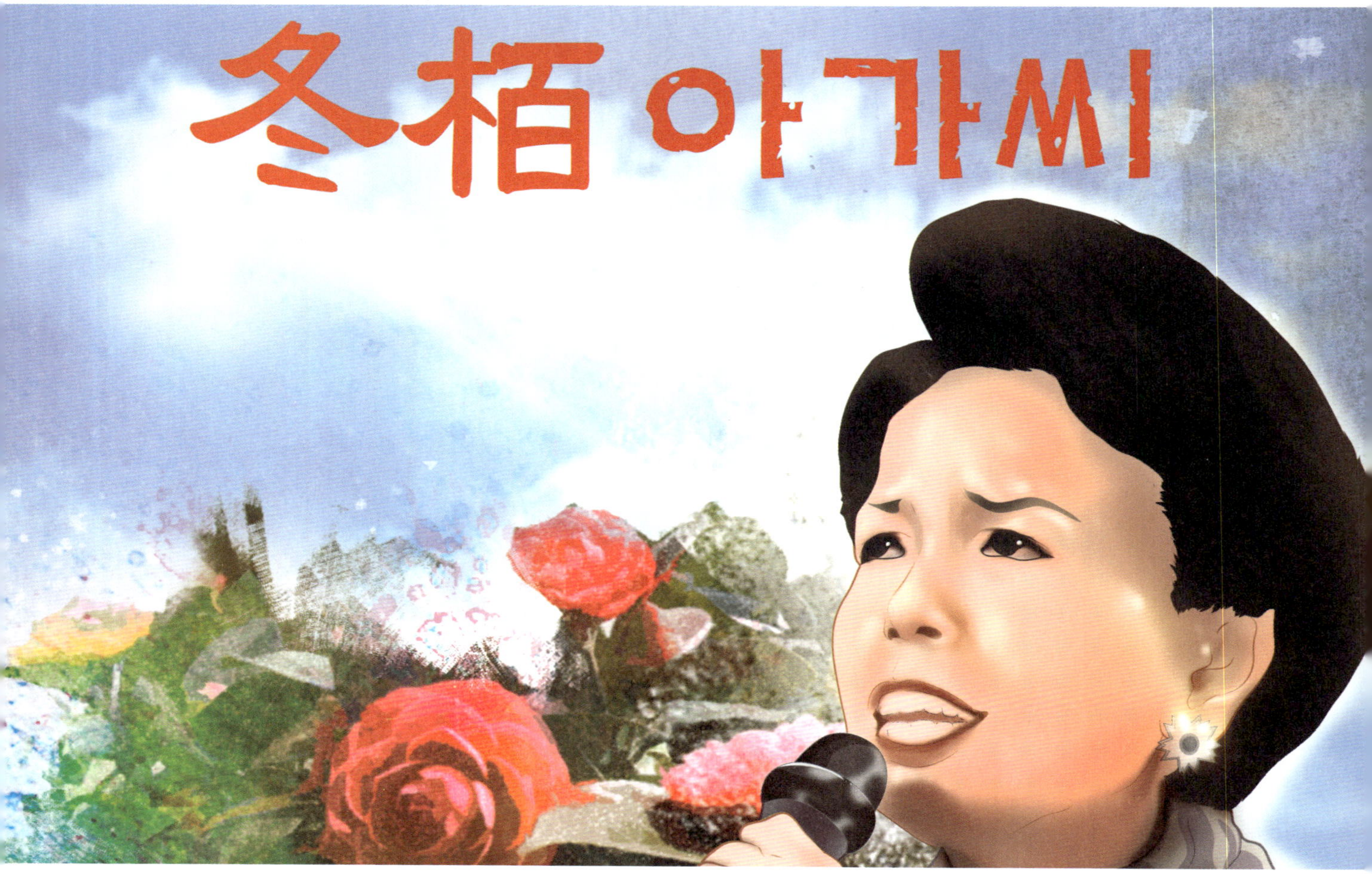
冬栢 아가씨

이야기해 보세요

- 누구인지 아시겠어요?
  - 노래 '동백아가씨'를 부른 가수는 누구일까요?
- 이미자의 노래를 좋아하셨나요?
  - 좋아하셨다면, 이미자가 부른 노래 중 어떤 노래를 가장 좋아하셨는지 말씀해 보세요.
  - 좋아하지 않으셨다면, 어떤 가수를 가장 좋아하셨는지 말씀해 보세요.
- 이미자의 '동백아가씨'를 들어본 적이 있으시죠?
- '동백아가씨'가 유행했을 때 이미자의 인기가 대단했다고 하던데, 어느 정도였나요?
- 어르신께서는 가수의 노래를 주로 어디에서 어떻게 들으셨나요?
- 사진을 보고 떠오르는 생각을 자유롭게 말씀해 보세요.

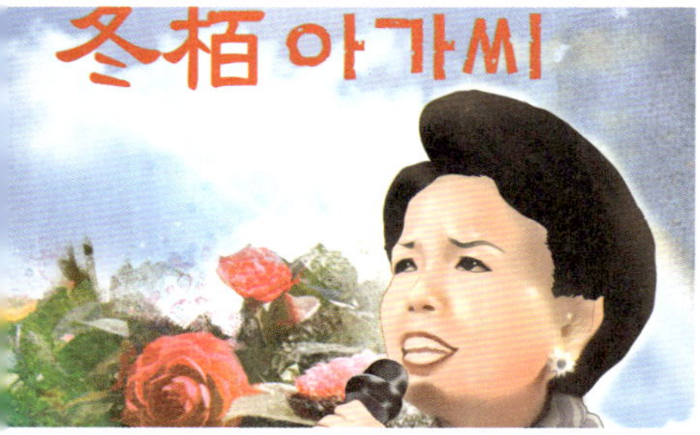

한번 해보세요

- 이미자의 노래를 한번 감상해 보세요.
- 이미자의 '동백아가씨'를 큰 소리로 따라 불러보세요. 가사가 기억나지 않는다면, 다음 장을 참고하세요.
- 이미자나 당시 유행했던 가수들의 앨범을 갖고 계신다면, 찾아서 한번 들어보세요.
- 신문의 TV 프로그램 방송 안내면에서 음악 프로그램이 언제 하는지 찾아보세요.

어린 시절 좋아했던 가수와 노래의 이름을
모두 적어보세요.

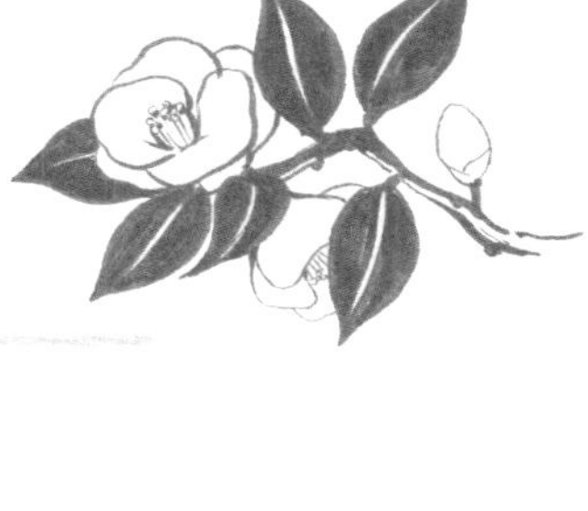

가요 동백아가씨를 부르며,
어린시절 첫 사랑의 얼굴을 종이에 그려보세요.

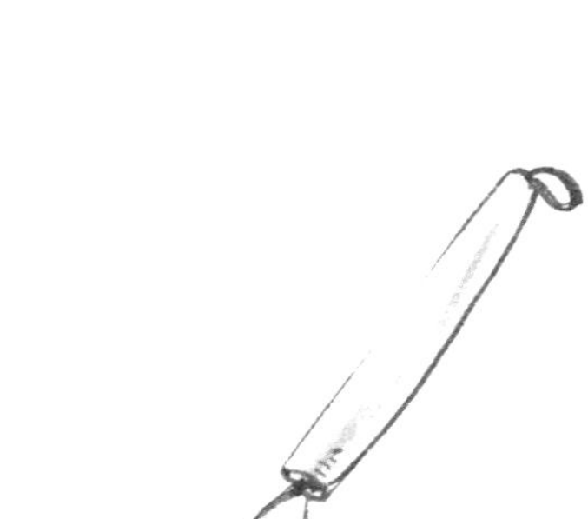

동백아가씨

헤일수 없이 수 많은 밤을
내 가슴 도려내는 아픔에 겨워
얼마나 울었던가 동백 아가씨
그리움에 지쳐서 울다 지쳐서
꽃잎은 빨갛게 멍이 들었소
동백꽃잎에 새겨진 사연
말 못할 그 사연을 가슴에 묻고
오늘도 기다리네 동백 아가씨
가신 님은 그언제 그 어느 날에
외로운 동백꽃 찾아 오려나

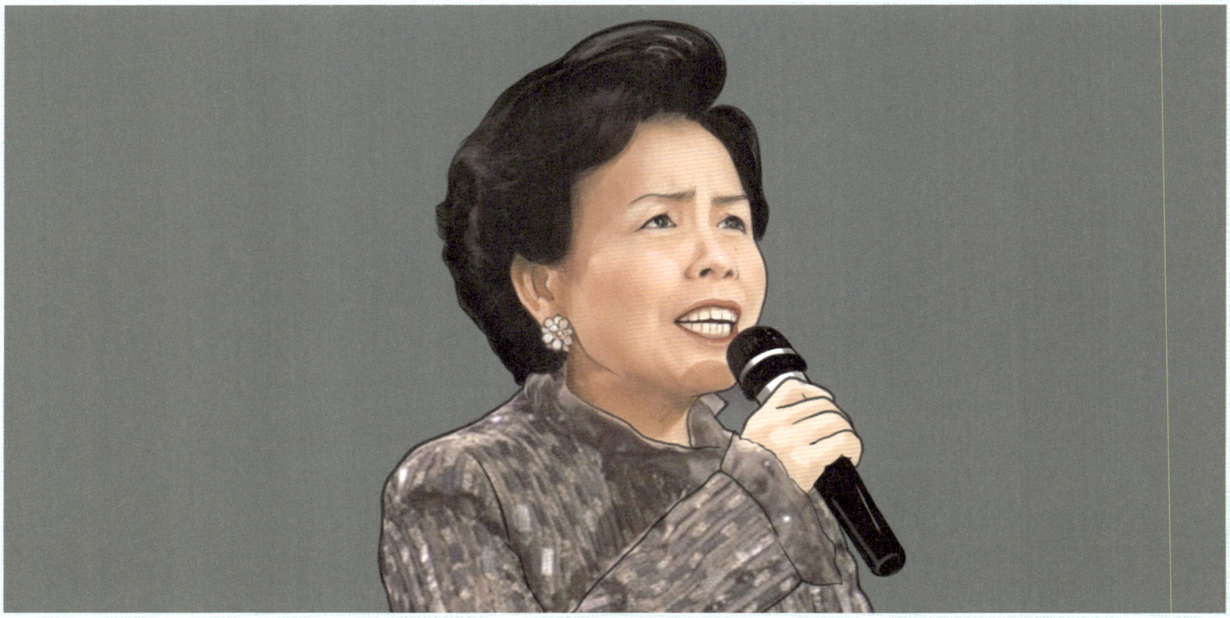

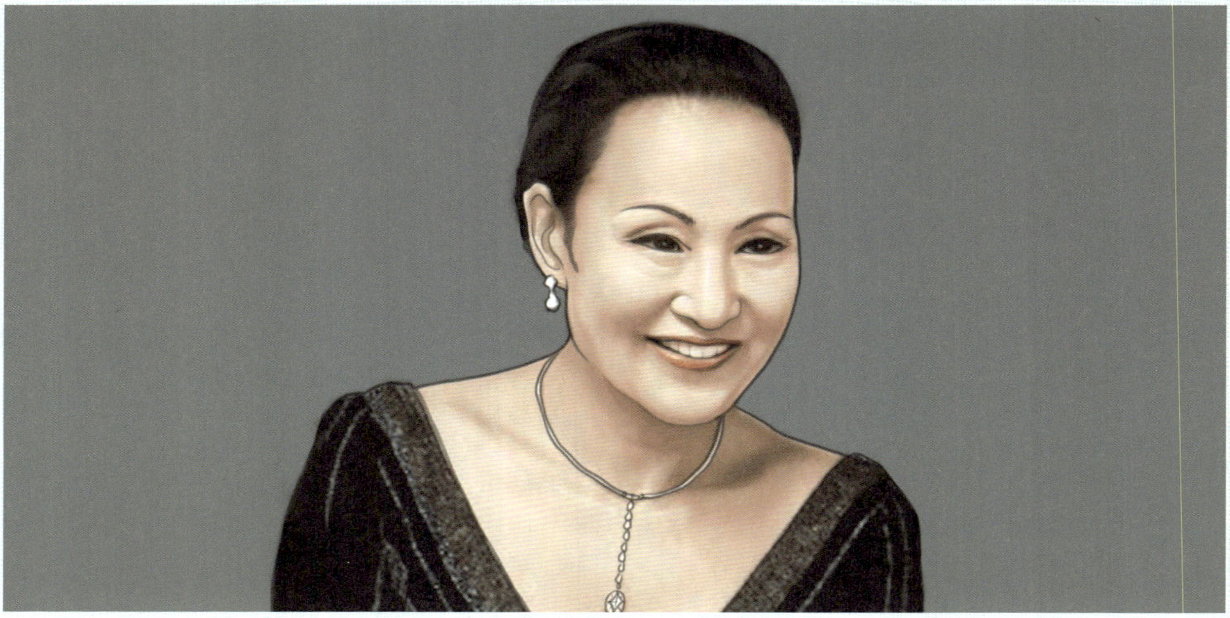

1 누구인지 아시겠어요?
이름을 말씀해 보세요.

3 직업이 가수인 사람을 모두 골라보세요.

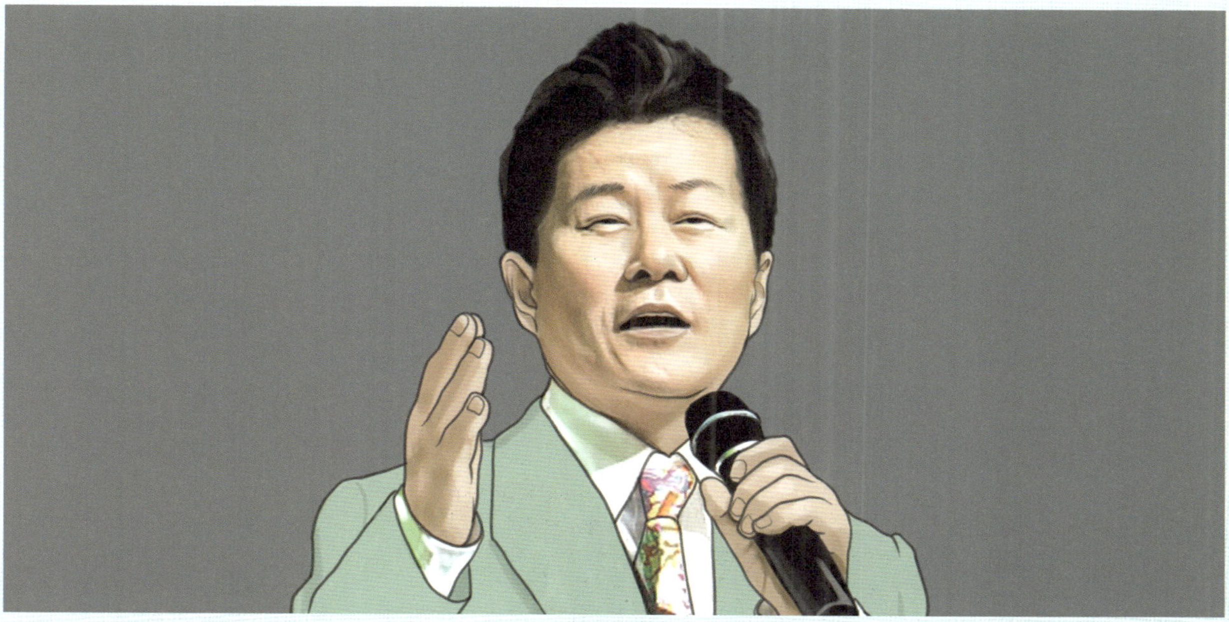

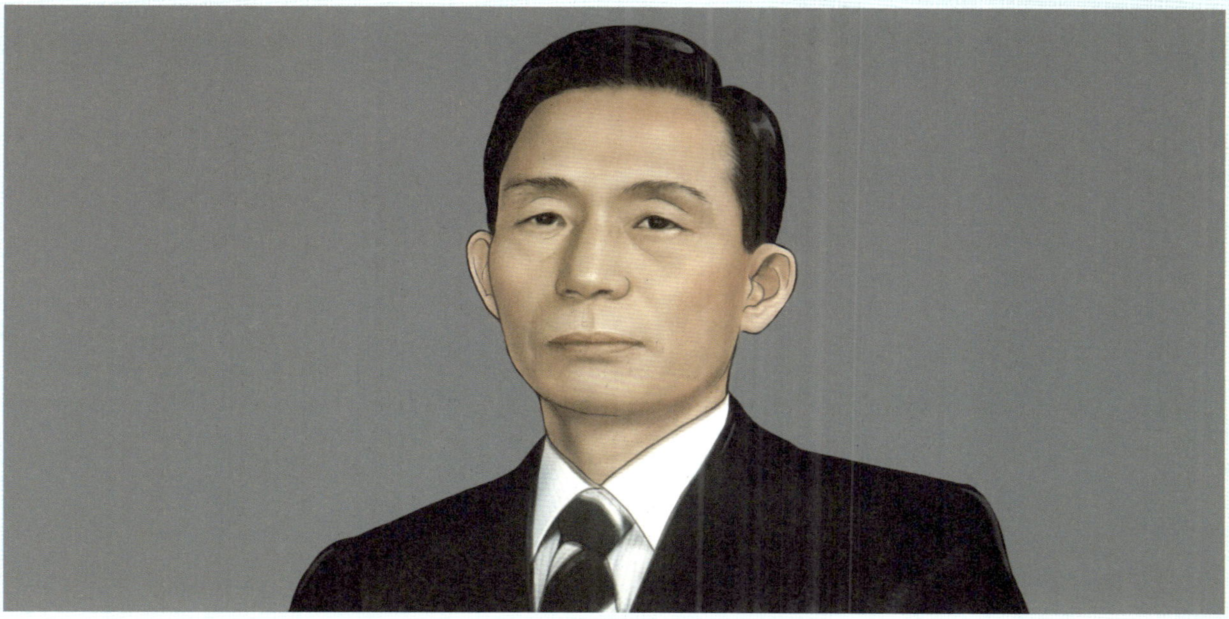

2 성별이 같은 사람끼리 연결해 보세요.

4 예전에 돌아가신 사람은 누구일까요?

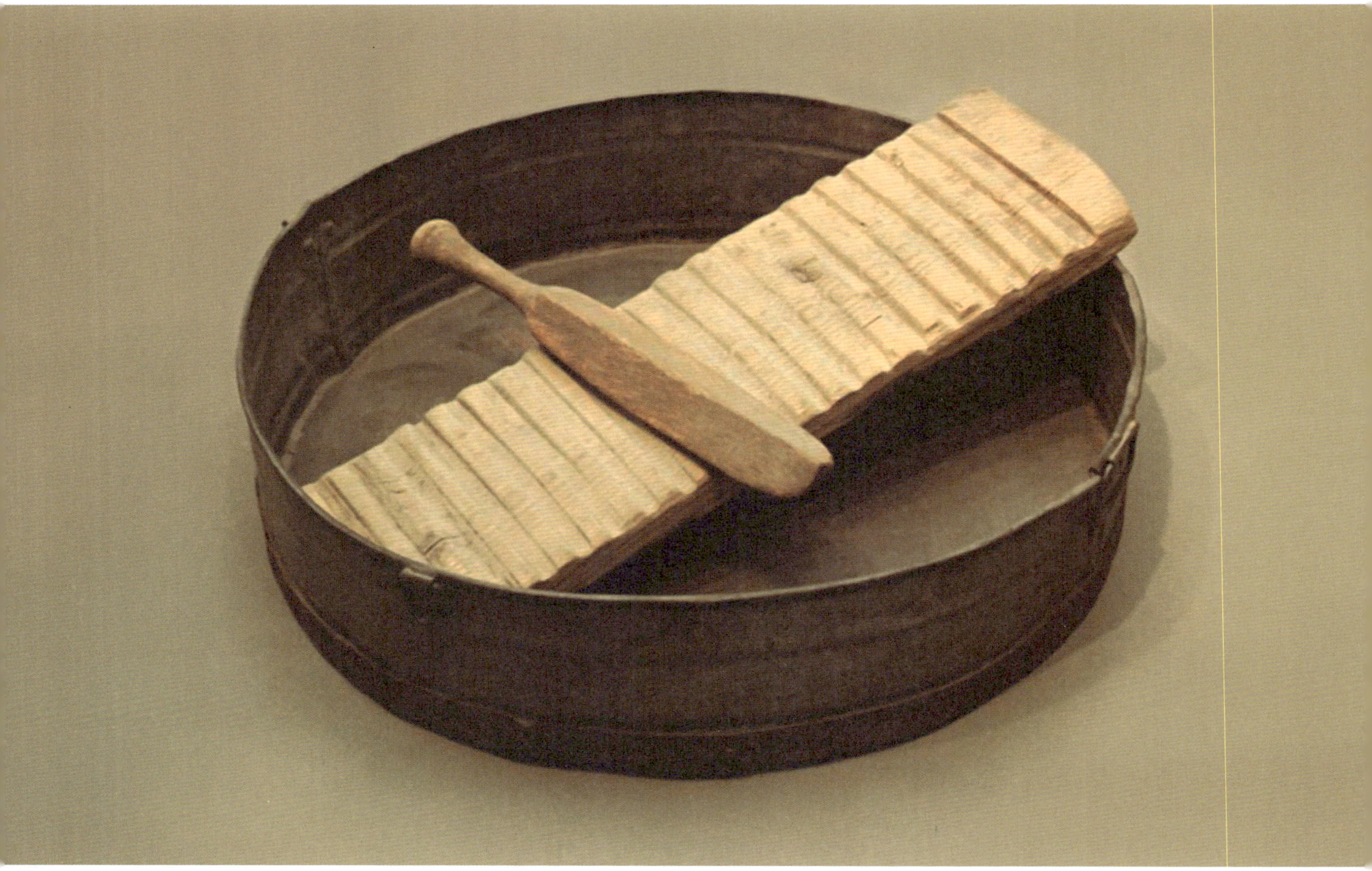

이야기해 보세요

- 무엇을 하기 위해 사용하는 물건인지 아시겠어요?

  🔍 더러운 옷을 깨끗하게 만들기 위해선 무엇을 해야 하지요?

- 손으로 빨래를 해 본적이 있으시죠?
- 어머니께서 빨래를 하시는 모습을 보고 있었던 적이 있으세요?
- 동네 사람들과 이야기를 하며 손빨래를 한 적은 없으세요?
- 개울가에서 빨래를 하다가 빨랫감을 놓쳤던 적은 없으세요?
- 손 빨래와 세탁기를 이용한 빨래 중에 어느 방법이 옷을 더 깨끗하게 빨리나요?
- 사진을 보고 자유롭게 떠오르는 생각을 말씀해 보세요.

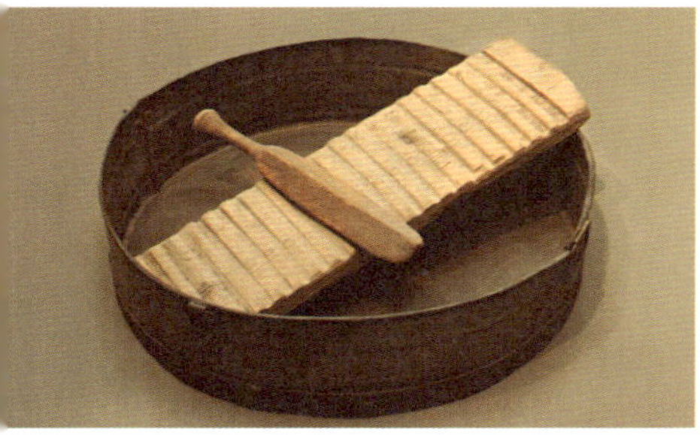

한번 해보세요

- 빨래 방망이로 빨래를 두드리듯이 나무 막대기로 옷이나 수건을 두드려 보세요.
- 더러워진 옷이나 양말을 깨끗하게 세탁한 후에 햇볕이 잘 드는 곳에 말려보세요.
- 요즘 텔레비전에는 어떤 세탁기 광고와 세제 광고가 나오는지 찾아 보세요.
- 주말에는 세탁기를 파는 곳에 한번 가보세요.
  요즘은 어떤 모양의 세탁기가 나오는지,
  가격은 어느 정도인지 구경해 보세요.
- 요즘에는 세탁소에서 와이셔츠를 빨 때 얼마인지 알아보세요.

어린 시절 어머니께서 빨래를 하시던 모습을
그림으로 그려보세요.

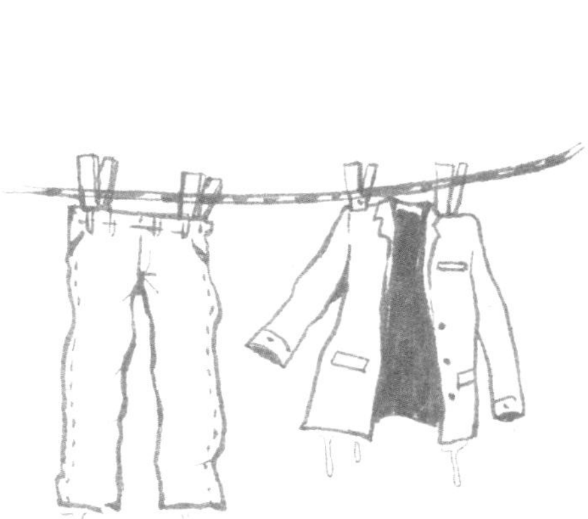

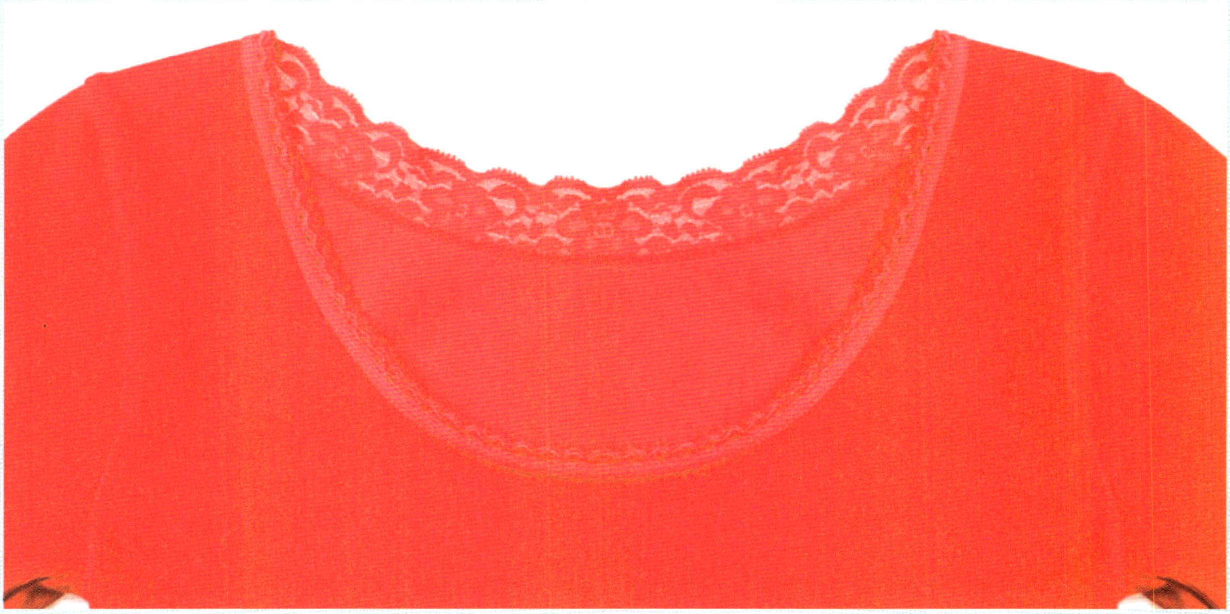

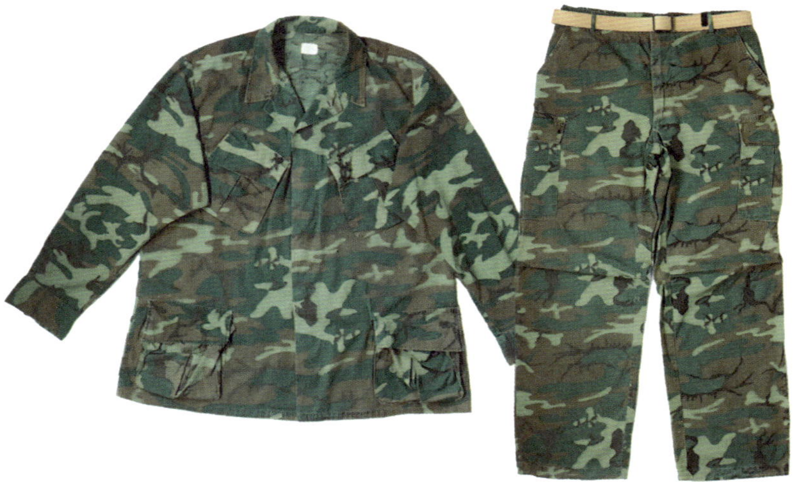

1 무슨 물건인지 아시겠어요?

물건의 이름을 말씀해 보세요.

3 빨래를 할 수 있는 것을 모두 골라보세요.

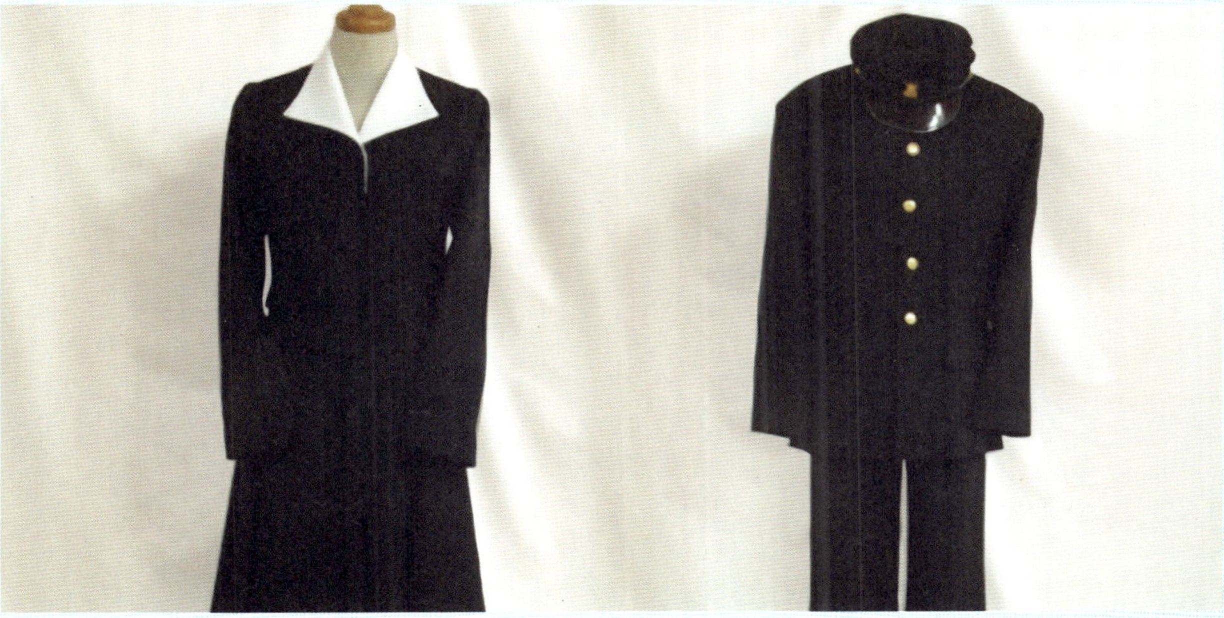

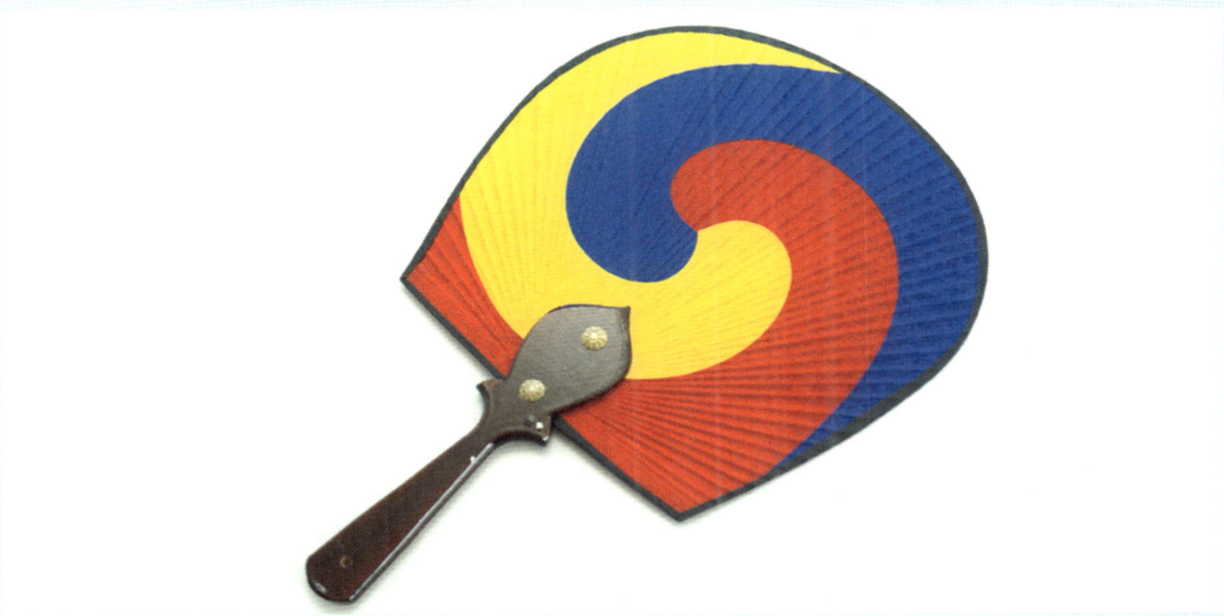

2 주로 젊은 남자들만 입는 옷은 무엇일까요?

4 겉에 입는 옷과 속에 입는 옷을 구분해 보세요.

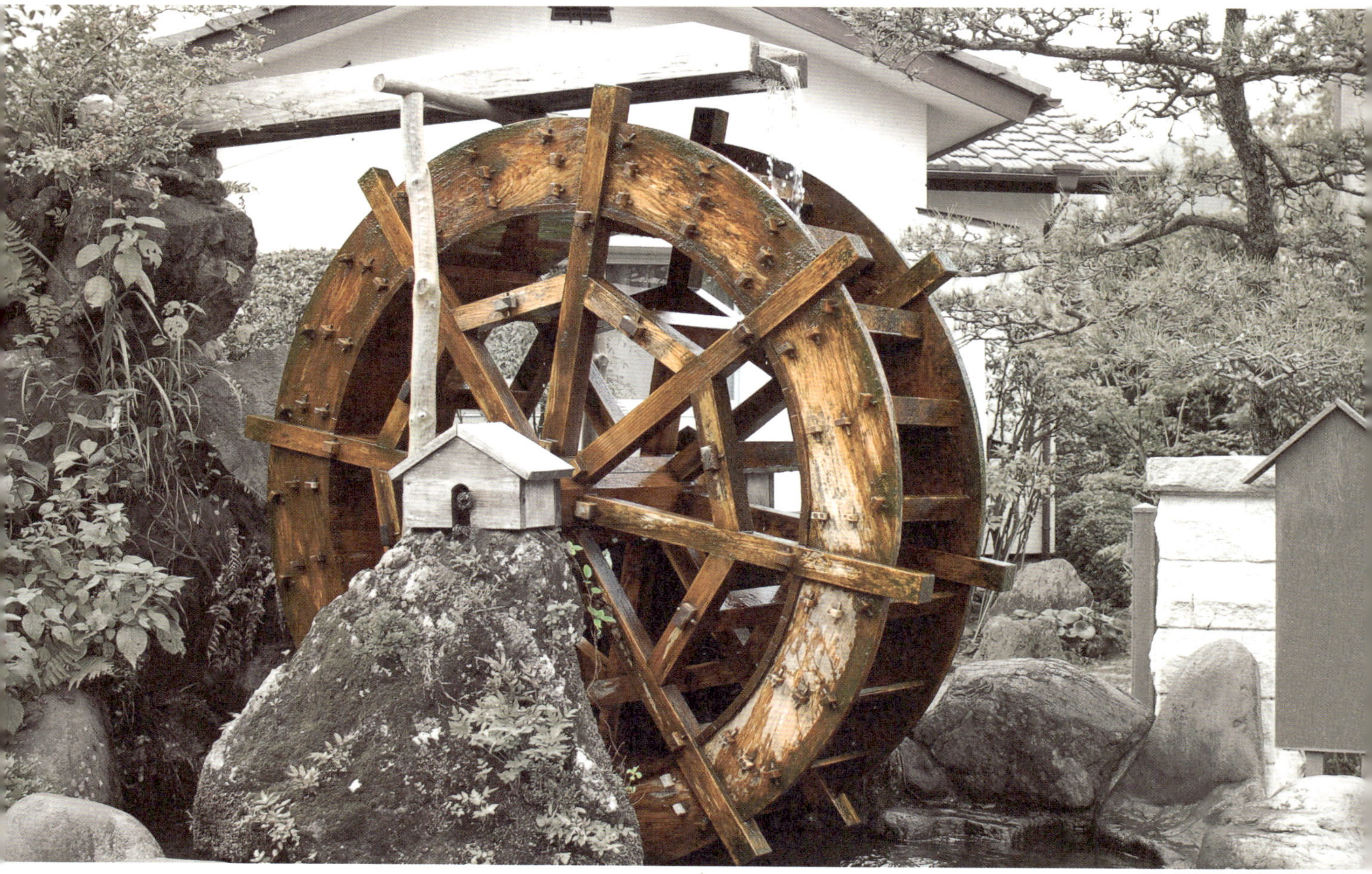

이야기해 보세요

- 무엇인지 아시겠어요?

  곡식을 빻는 도구로 수레바퀴 모양의 '이것'은 무엇일까요?

- 물레방아를 본 적이 있으시죠?
- 물레방앗간 주변의 냄새는 어떠했나요?
- 물레방앗간에서 곡식을 빻는 소리는 어떠했는지 설명해 보세요.
- 절구로 빻은 곡식과 물레방아로 빻은 곡식 중 어느 것이 더 맛이 좋았나요?
- 사진을 보고 떠오르는 생각을 자유롭게 말씀해 보세요.

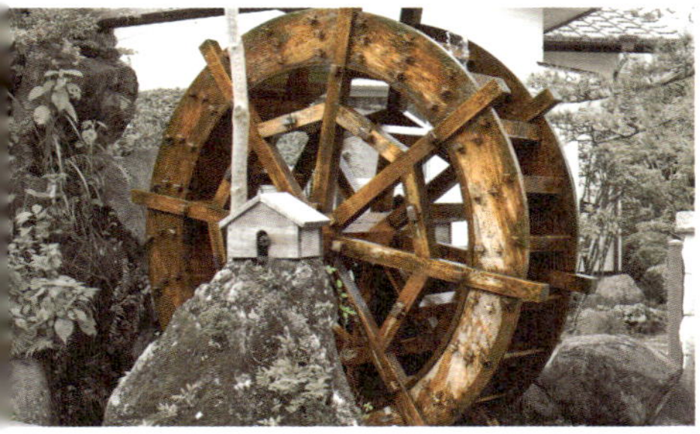

한번 해보세요

- 집에 작은 절구가 있다면 곡식을 빻아보세요.
  어떤 소리와 냄새가 나는지 살펴보세요.

- 집에 물레방아처럼 돌아가는 물건이 있는지 찾아보세요.

- 찰흙과 젓가락을 이용해 작은 물레방아를 한번
  만들어보세요.

- 물레방아를 주제로 만들어진 노래들을 한번 들어보세요.
  조영남의 '물레방아 인생'이나
  나훈아의 '물레방아 도는데'를 들어보세요.

- 주말에는 물레방아를 볼 수 있는 공원이나 민속촌을
  한번 방문해 보세요.

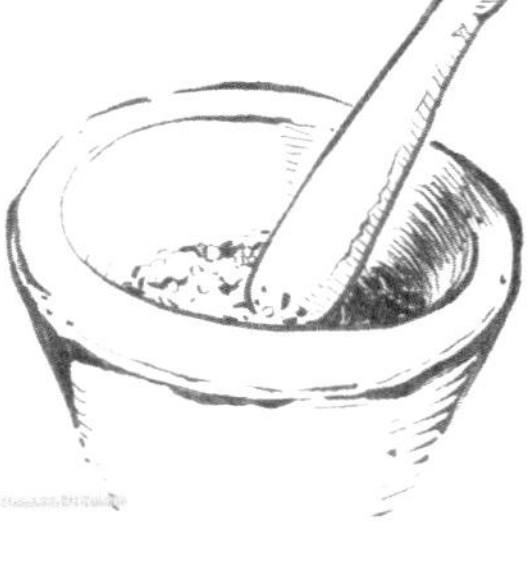

물레방아에 얽힌 추억이 있다면 적어보세요.

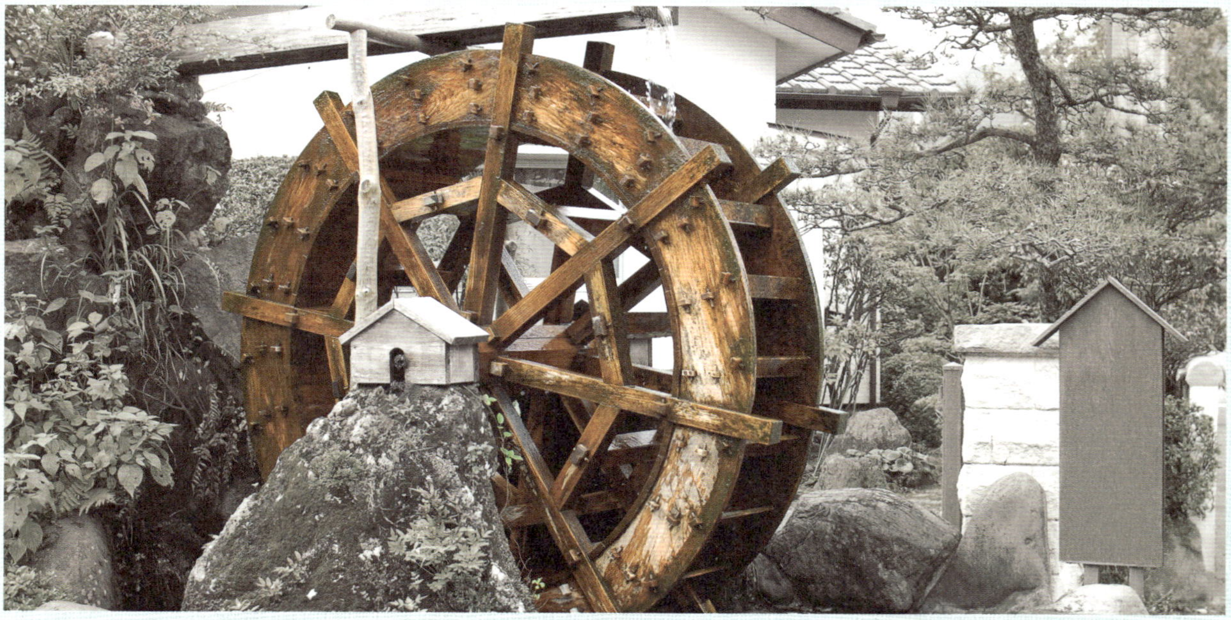

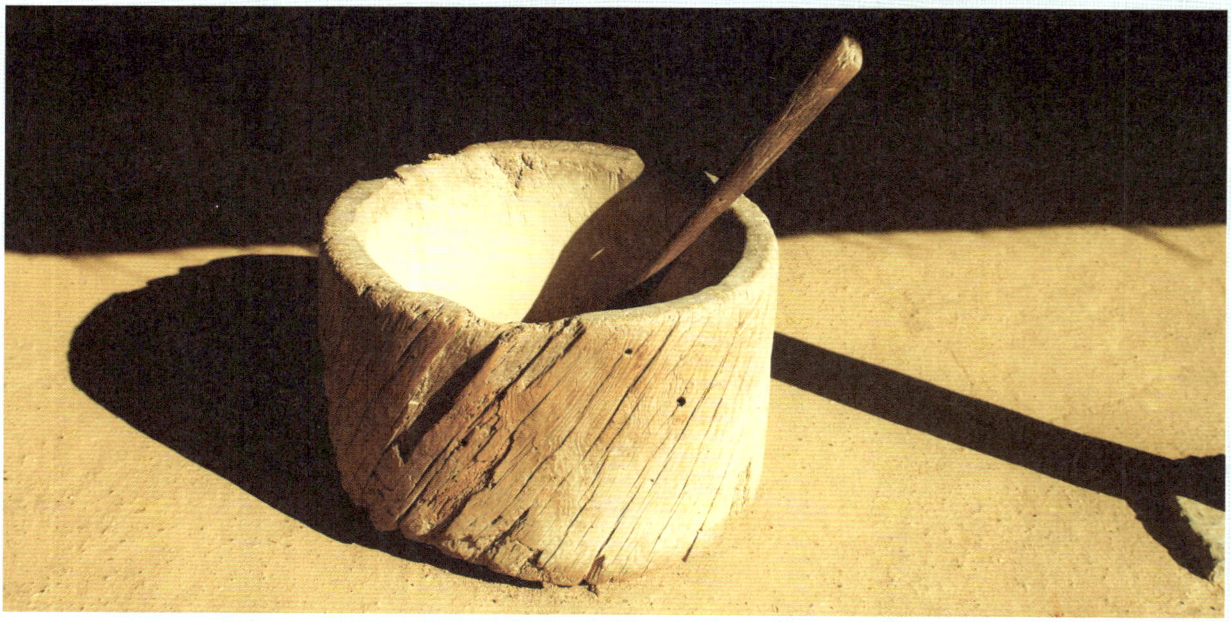

1 무슨 기구인지 아시겠어요?

기구의 이름을 말씀해 보세요.

3 기구들을 사용하는 장소가 어떻게 다른지 한번 비교해 보세요.

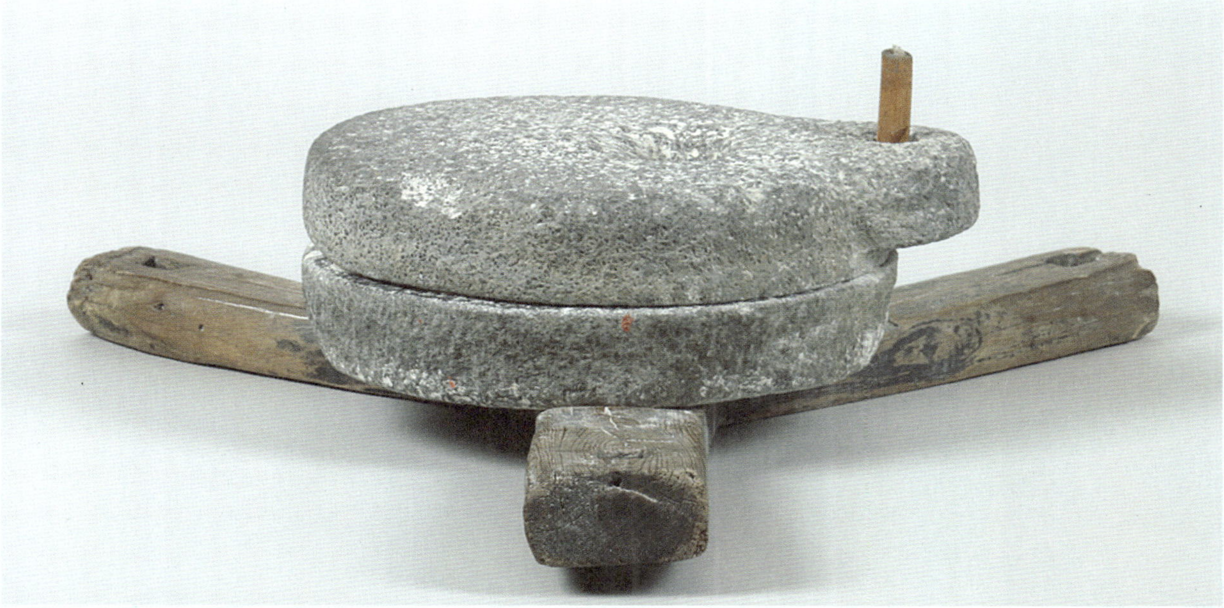

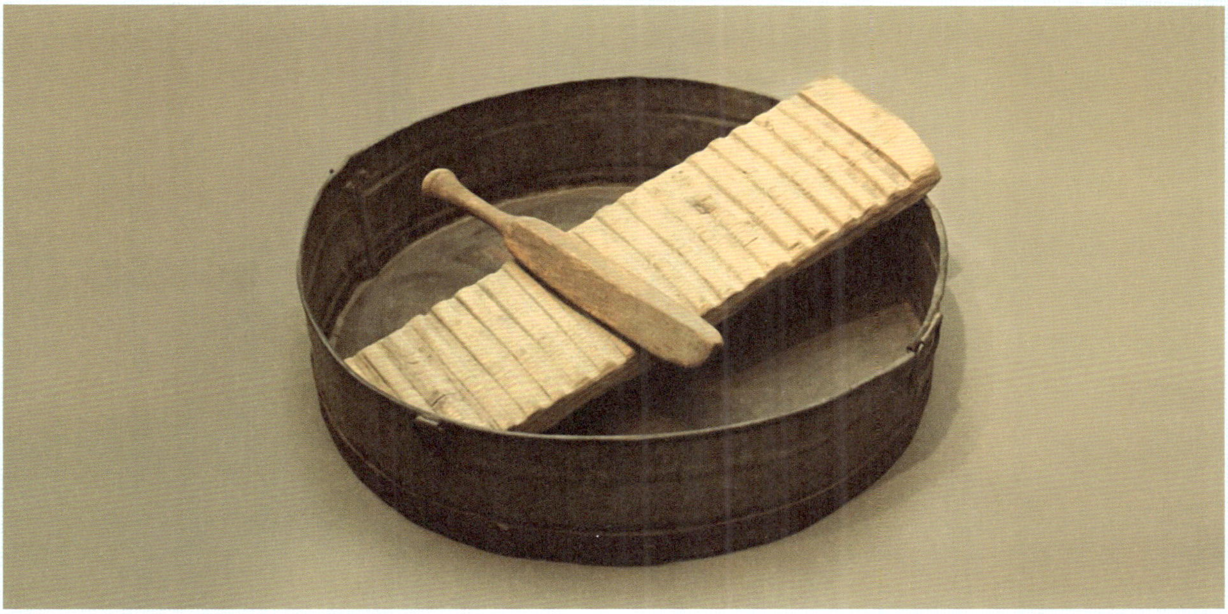

2 기구를 만든 재료가 다른 한 가지를 골라보세요.

4 곡식을 빻을 때 사용하는 기구가 아닌 것은 무엇인가요?

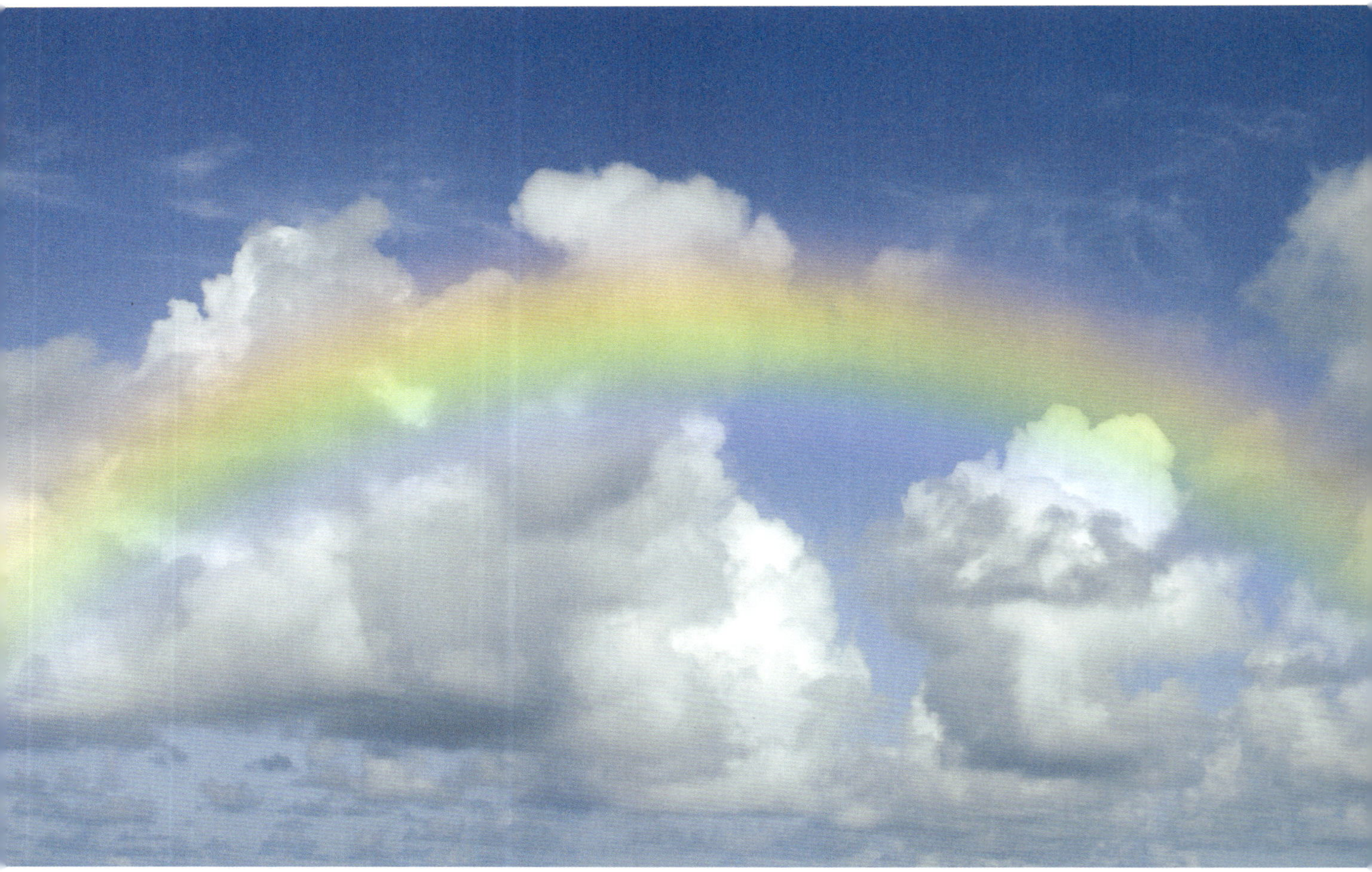

이야기해 보세요

- 하늘에 무엇이 떠있는지 아시겠어요?

  비 온 뒤 하늘에 뜨는 것으로 세 글자 단어인 '이것'은 무엇일까요?

- 하늘에 뜬 무지개를 본 적이 있으시죠?
- 비 개인 후 하늘에 뜬 무지개를 보면 어떤 기분이 드셨나요?
- 하늘에 뜬 무지개를 여러 사람들과 보고 싶어서 가족과 친구들을 불러 보신 적이 있으세요?
- 무지개의 일곱 가지 색깔 중 가장 좋아하는 색깔은 무엇인가요?
- 사진을 보고 떠오르는 생각을 자유롭게 말씀해 보세요.

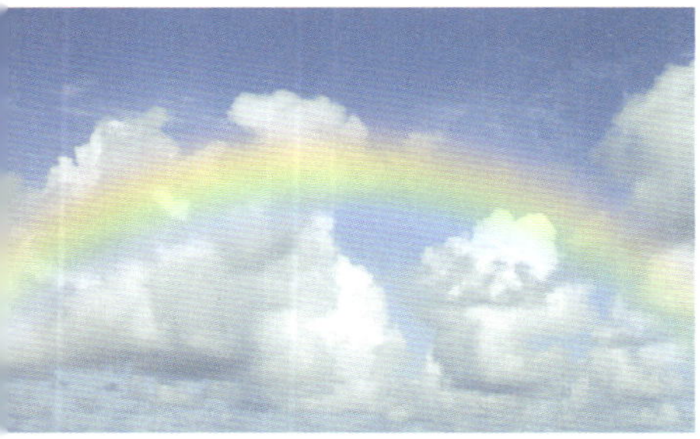

한번 해보세요

- 집에 무지개 색에 포함되는 일곱 가지 색깔의 물건이 있는지 색깔별로 찾아보세요.
- 작은 무지개를 한번 만들어보세요. 공중에 분무기를 계속 뿌려 무지개를 만들어보세요.
- 비가 많이 내린 후, 비 개인 하늘을 보세요.
  혹시 무지개가 떠있는지 살펴보세요.
  무지개가 떠있다면 사진기로 찍어보세요.
- 거리에 물이 고인 웅덩이가 있는지 살펴보세요.

빨주노초파남보 색깔의 무지개를 그려보세요.

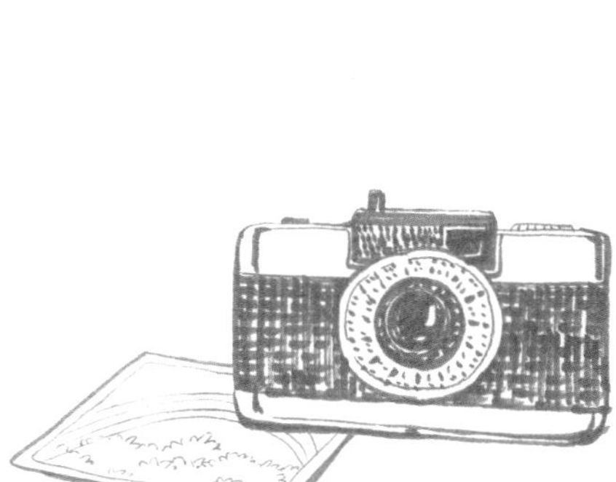

1 무슨 색깔인지 아시겠어요?
색깔의 이름을 말씀해 보세요.

3 가장 좋아하는 색깔을 골라보세요.

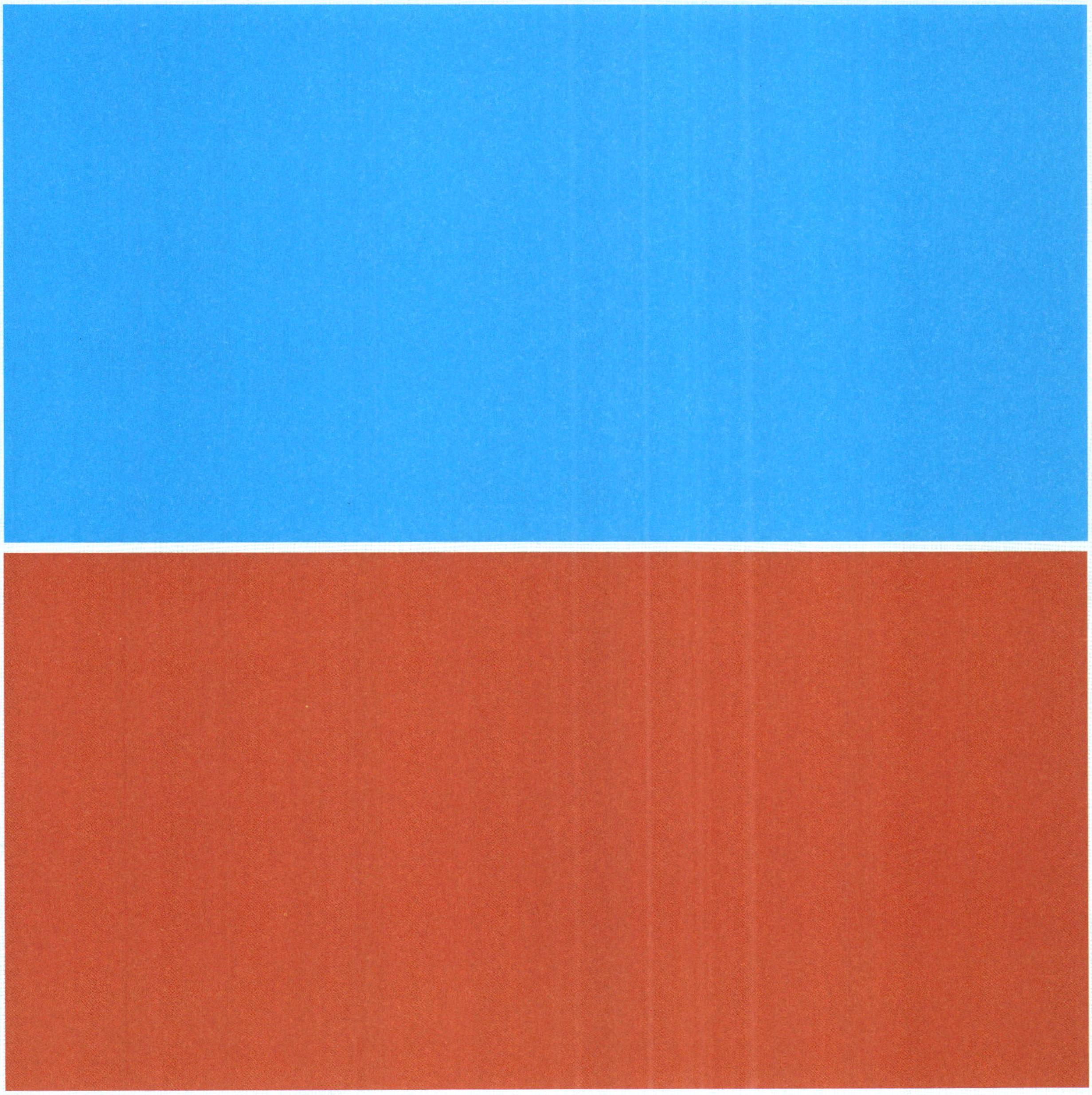

2 무지개의 색깔이 아닌 것은 무엇일까요?

4 밤 하늘에서 볼 수 있는 색깔을 모두 골라보세요.

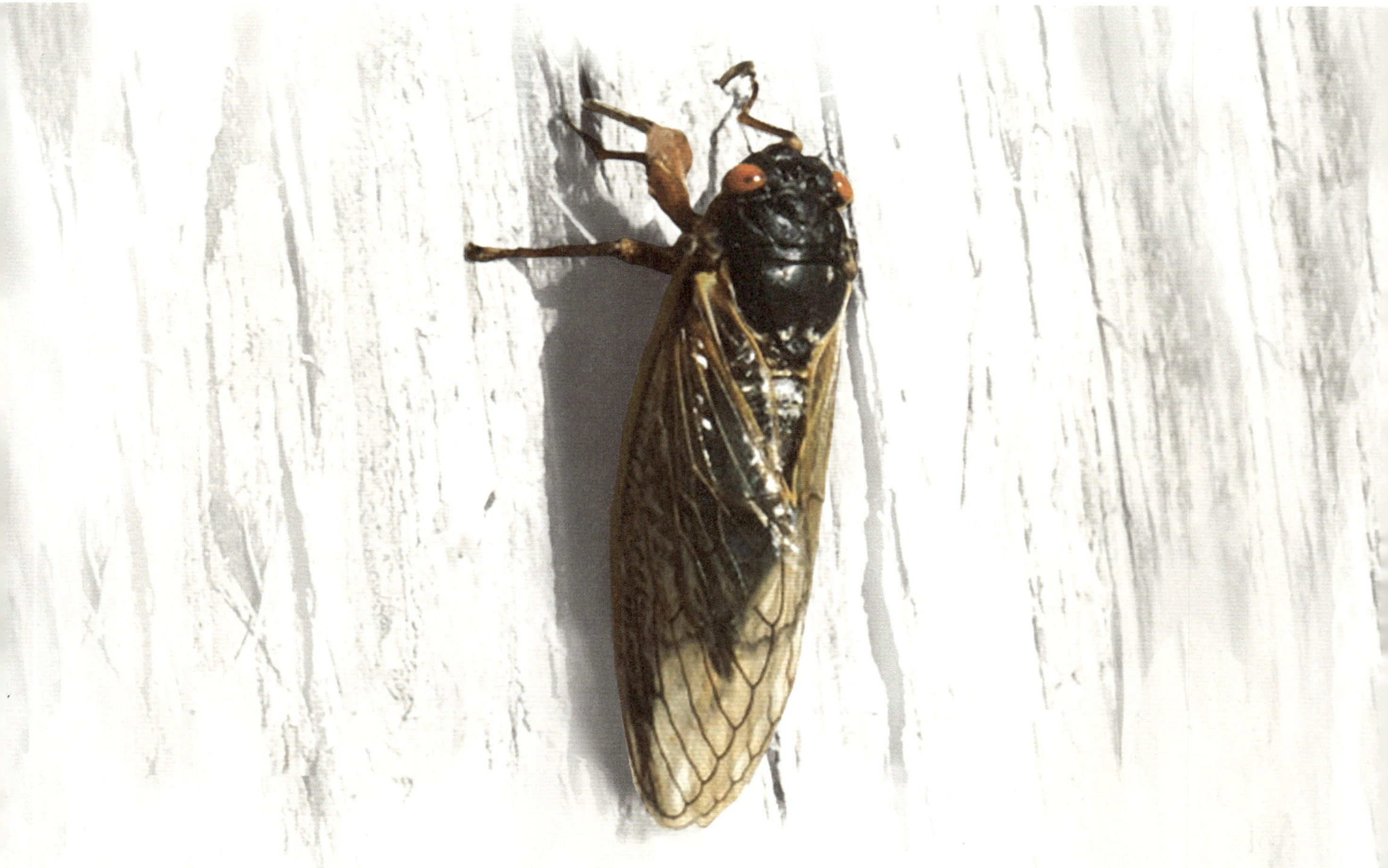

이야기해 보세요

- 무슨 곤충인지 알아보시겠어요?

  여름철에 '맴맴'하며 우는 곤충이 무엇이죠?

- 매미를 보신 적이 있으시죠?

- 어린 시절 매미는 주로 어디에서 볼 수 있었나요?

- 매미를 잡아 본 적이 있으세요?

  매미를 잡는 방법에 대해 말씀해 보세요.

- 매미 울음소리가 시끄러워서 귀를 막아본 적은 있으세요?

- 사진을 보고 떠오르는 생각을 자유롭게 말씀해 보세요.

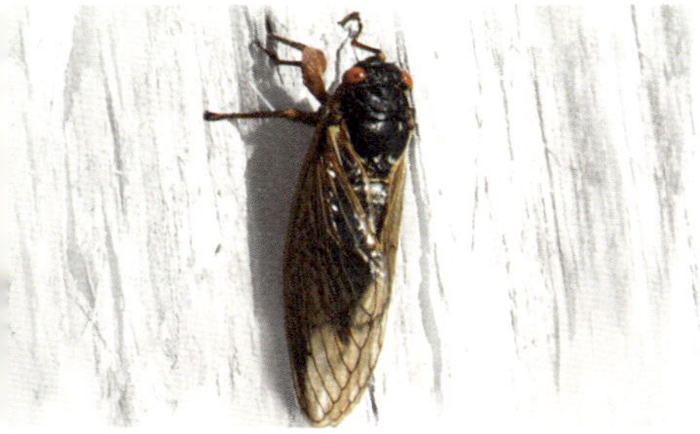

한번 해보세요

- 집에 매미처럼 엄지손가락 만한 크기의 물건들이 있는지 찾아보세요.
- 매미와 같은 곤충의 이름을 기억나는대로 말씀해 보세요.
- 나무에 붙어 있는 매미를 찾아보세요.
  크기와 색깔이 어떤지 살펴보세요.
- 잔디밭에는 어떤 곤충들이 살고 있는지 한번 찾아보세요.

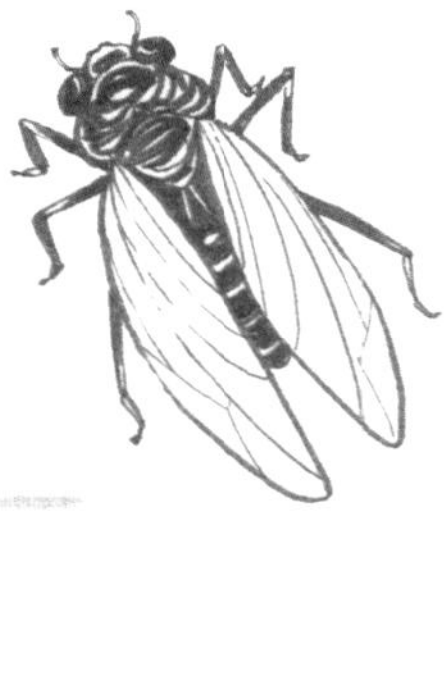

매미와 같은 곤충의 모습을 그려보세요.

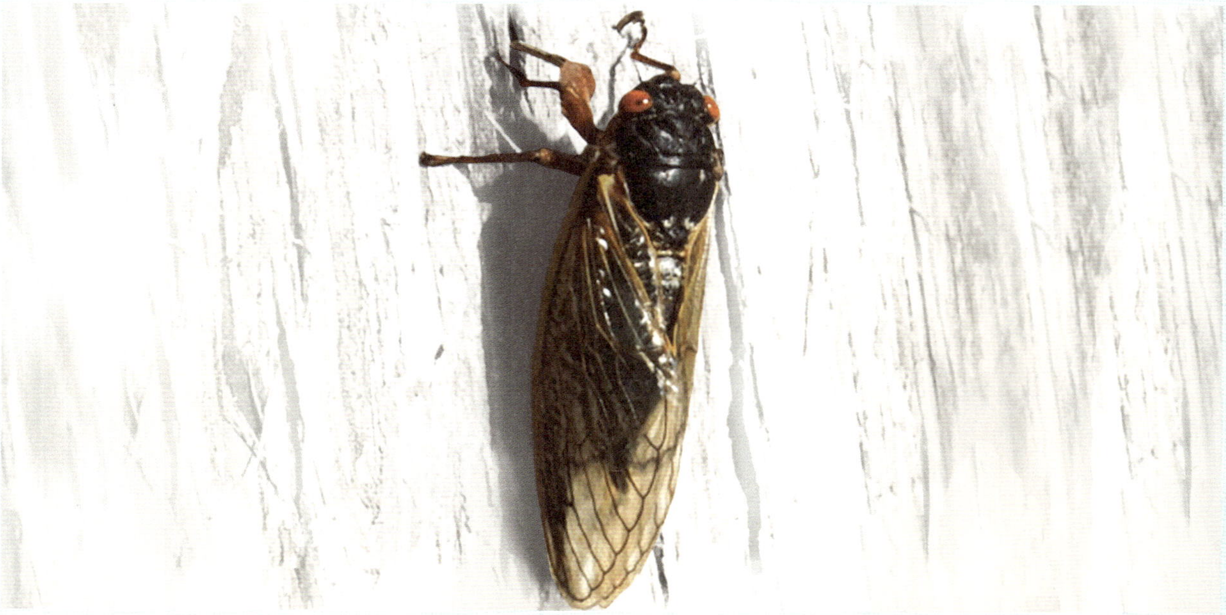

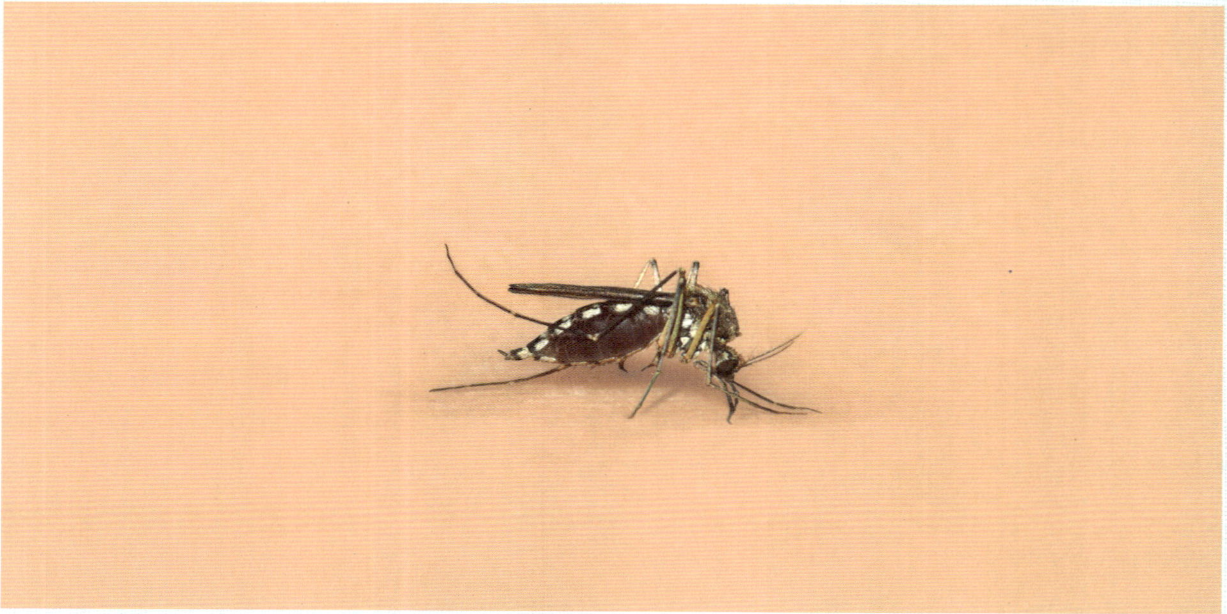

1 무슨 곤충인지 아시겠어요?

곤충의 이름을 말씀해 보세요.

3 한 여름에 울창한 나무 숲에서 '맴~맴~'우는 곤충은 무엇일까요?

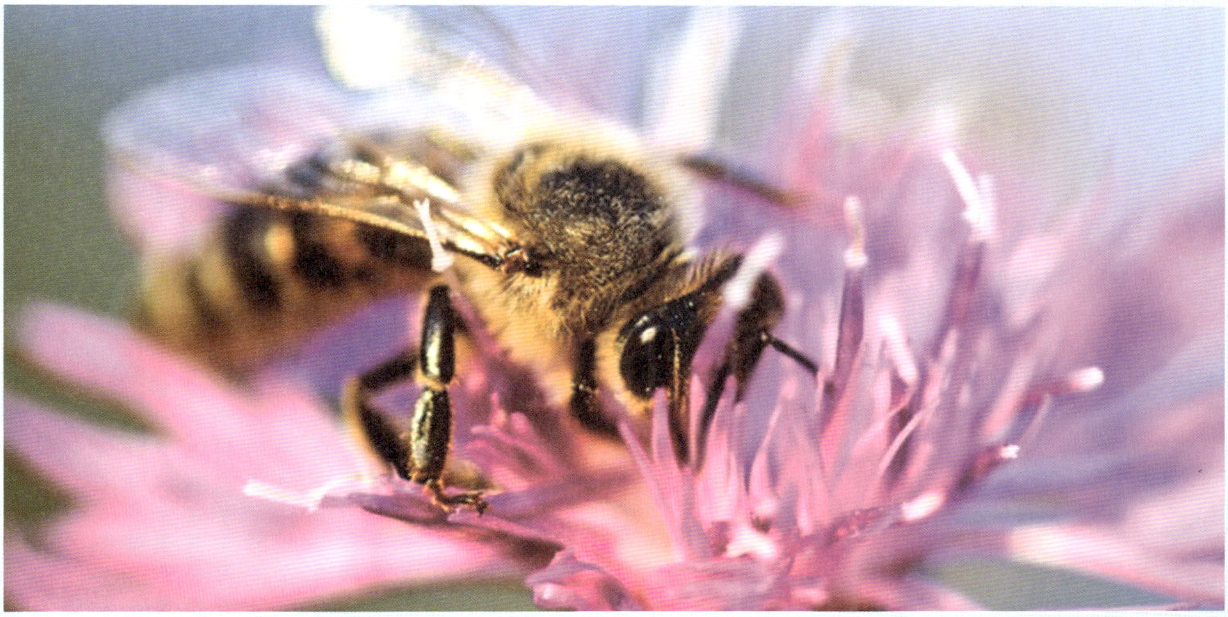

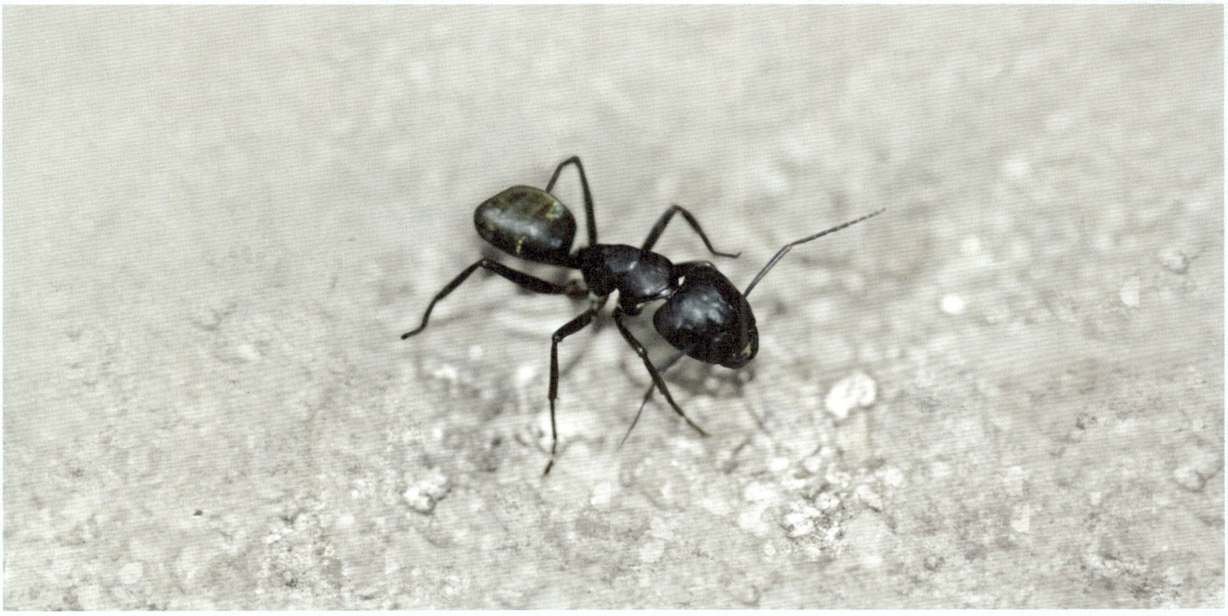

2 물리지 않도록 조심해야 하는 곤충을 모두 골라보세요.

4 하늘 높이 날 수 없는 곤충을 한 가지만 골라보세요.

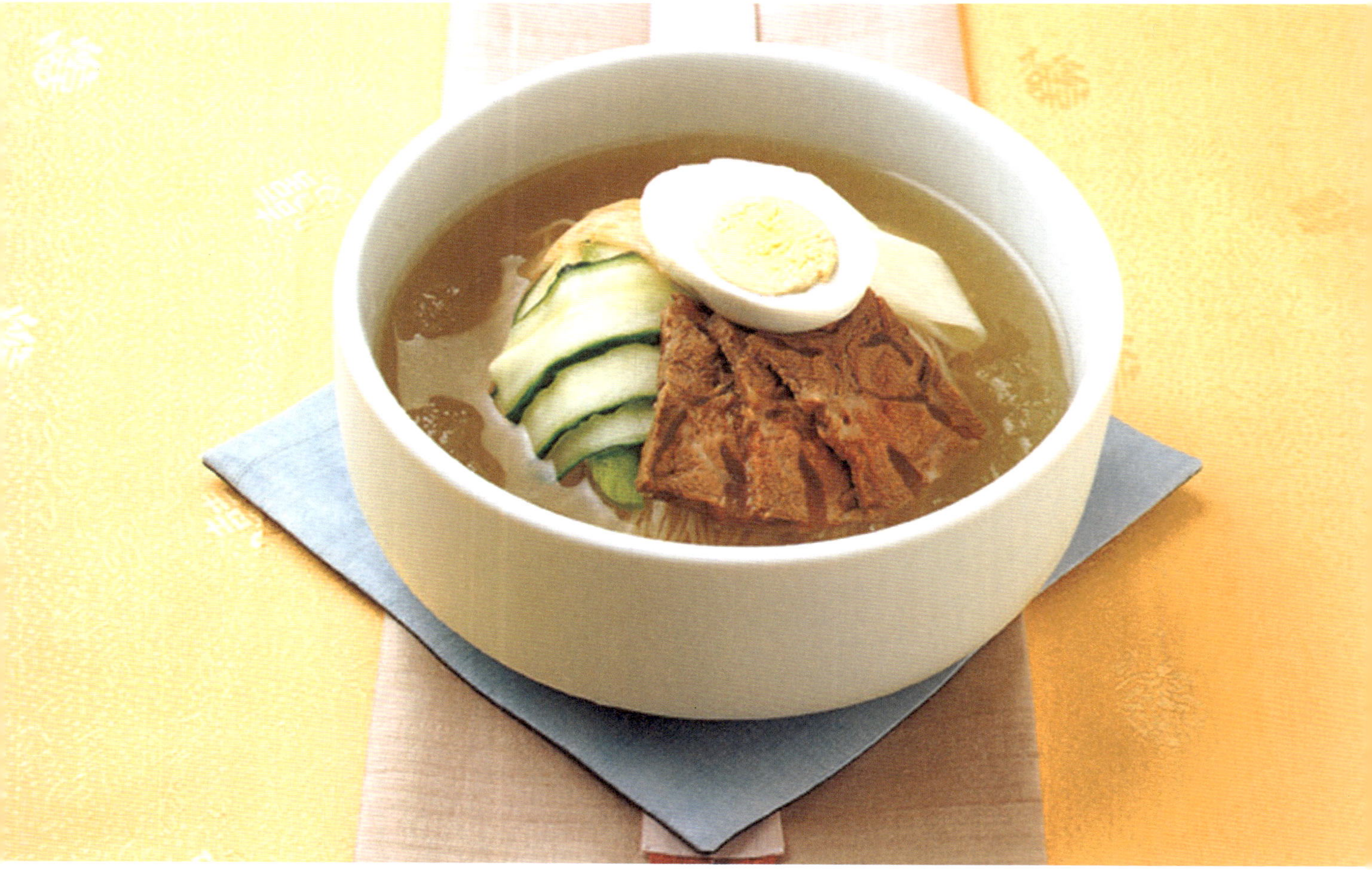

이야기해 보세요

- 무슨 음식인지 아시겠어요?
  - 여름철에 먹는 음식으로 이름이 '냉'으로 시작하는 음식은 무엇일까요?
- 냉면을 드셔본 적이 있으시죠?
- 어린 시절 냉면을 좋아하셨나요?
  - 좋아하셨다면, 냉면을 맛있게 먹는 방법을 알려주세요.
  - 좋아하지 않으셨다면, 여름 철에 가장 자주 드셨던 음식에 대해 말씀해 보세요.
- 평양냉면, 함흥냉면 등 지역마다 냉면이 조금씩 다르지요. 어르신께서는 어떤 지역의 냉면을 가장 좋아하셨는지 말씀해 보세요.
- 냉면에서 가장 중요한 재료는 무엇이라고 생각하세요? (예: 육수, 면, 오이, 계란)
- 사진을 보고 떠오르는 생각을 자유롭게 말씀해 보세요.

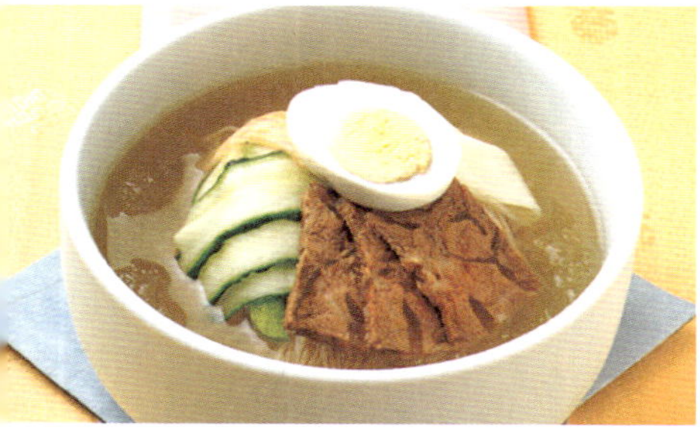

한번 해보세요

- 얼음으로 시원한 음식을 만들어보세요.
  시원한 콩국수나 오이냉채를 만들어보세요.

- 밀가루 반죽을 해보세요.
  밀가루 반죽으로, 칼국수나 수제비를 만들어보세요.

- 냉면처럼 시원한 음식을 기억나는 대로 말씀해 보세요.

- 음식점에 가서 냉면을 사 드셔보세요.
  냉면에 어떤 재료가 들어가 있는지 살펴보세요.

지금 가장 먹고 싶은 음식을 그림으로 모두 그려보세요.

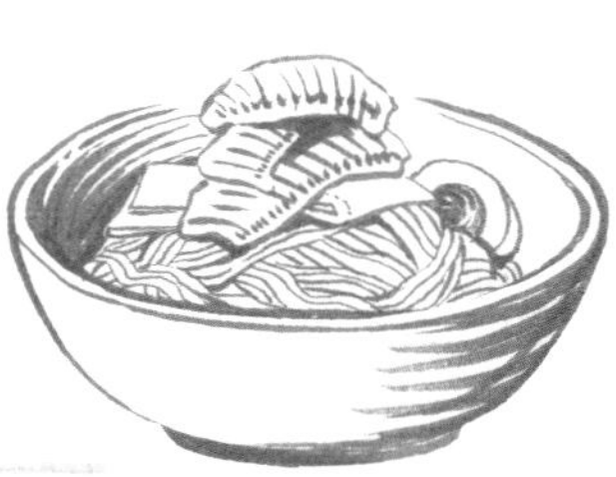

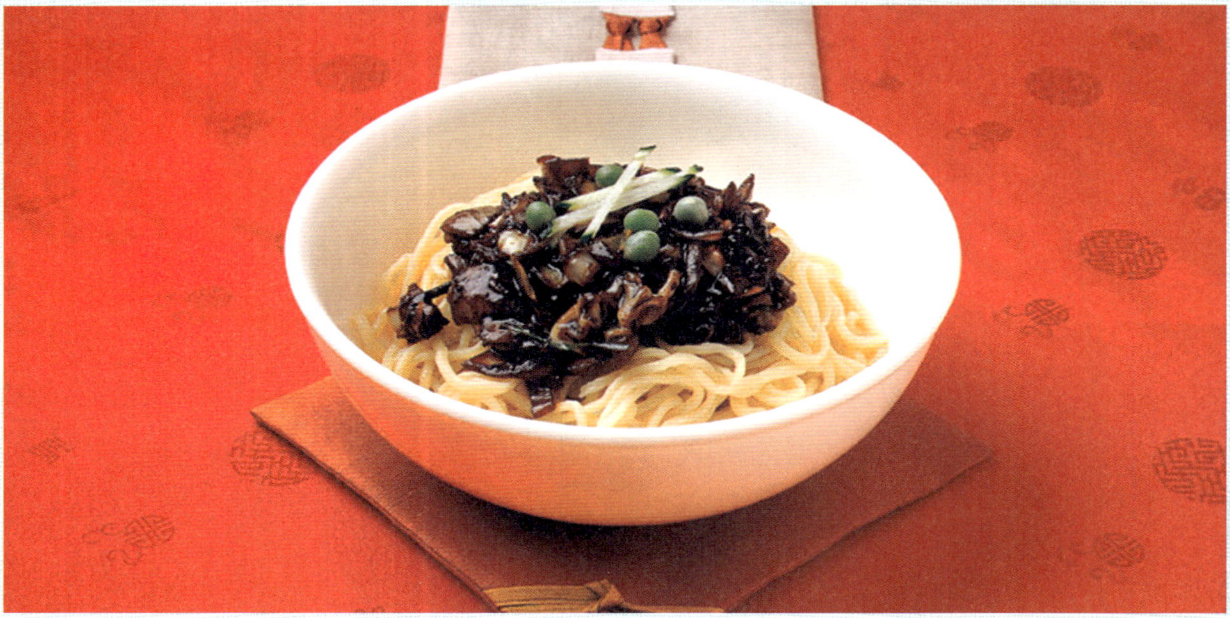

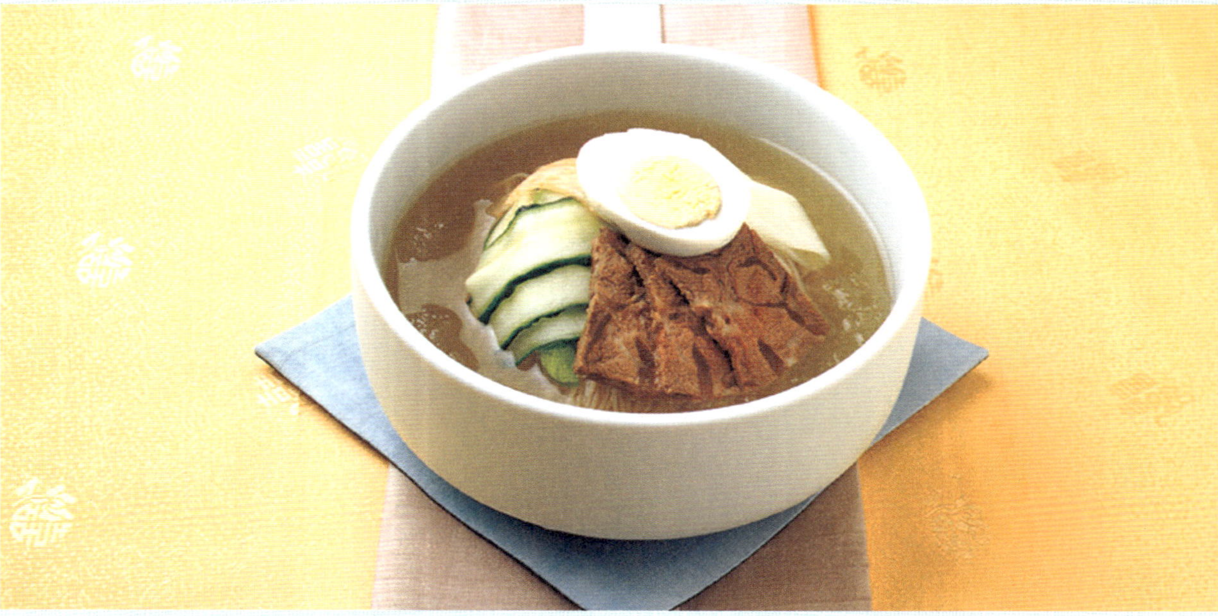

1 어떤 음식인지 아시겠어요?

음식의 이름을 말씀해 보세요.

3 국수가 들어가지 않는 음식은 무엇일까요?

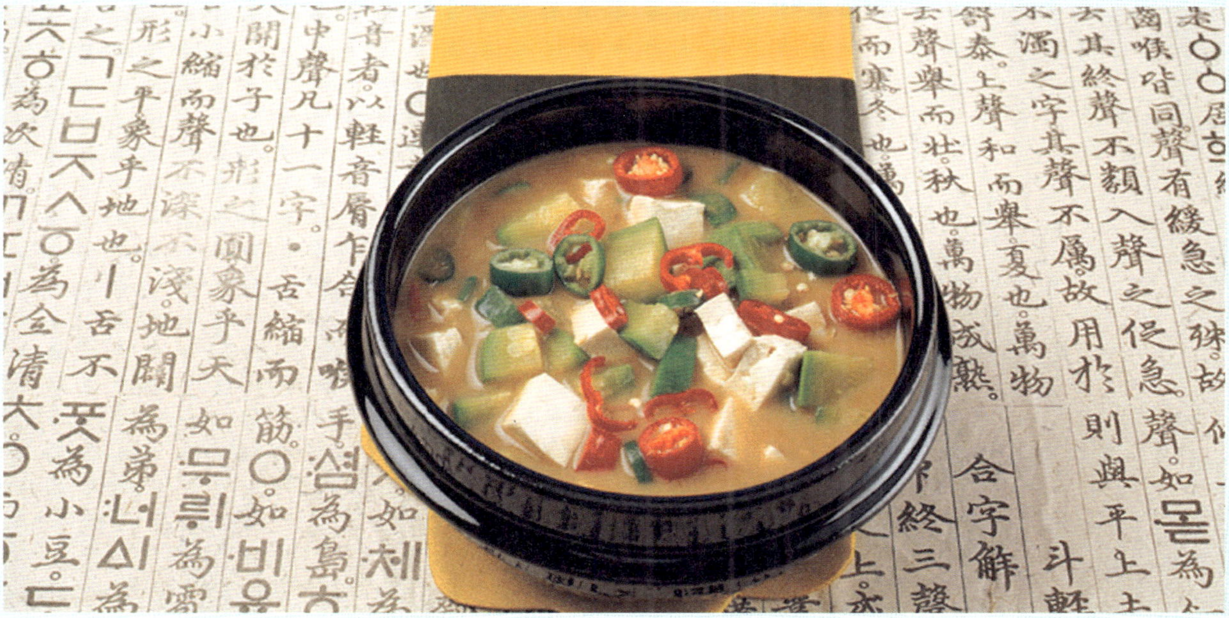

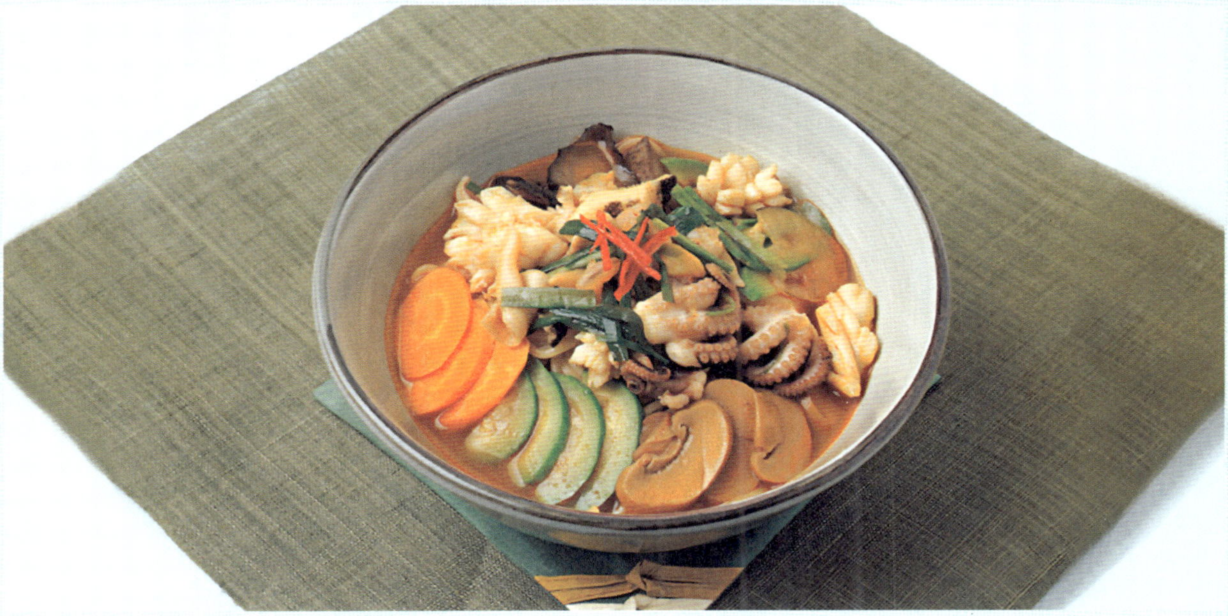

2 가장 차가운 음식은 무엇일까요?

4 사진 속의 음식을 한국 음식과 중국 음식으로 분류해 보세요.

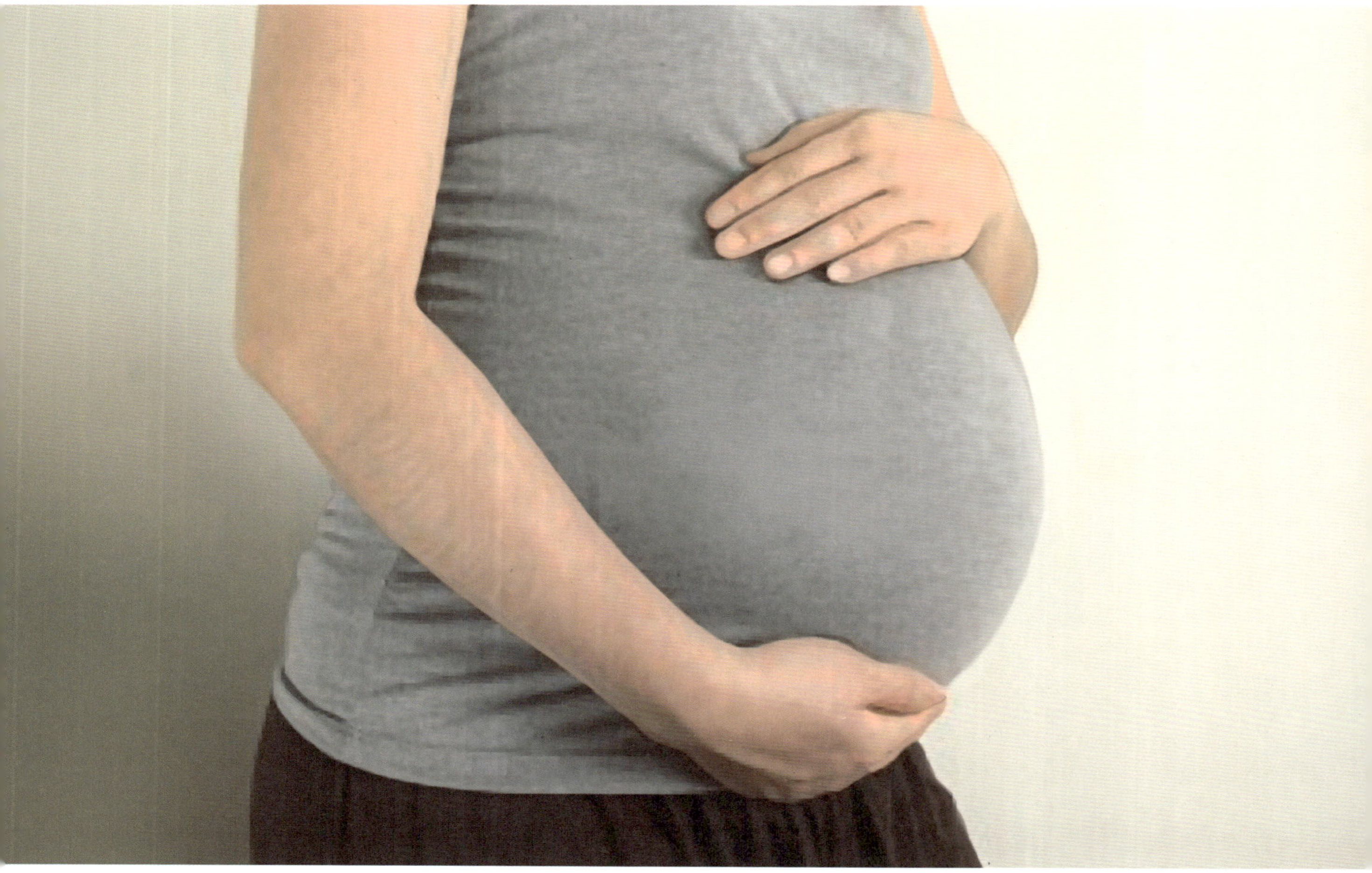

이야기해 보세요

- 사진 속에 어떤 사람이 있는지 알아보시겠어요?

  아이를 가져서 배가 불룩 나온 여자를 뭐라고 하지요?

- 어린 시절 임산부를 본 적이 있으시죠?

- 임산부에 대한 기억을 말씀해 보세요.

  어르신께서 여성이라면, 임신을 했을 당시의 경험을 말씀해 보세요. (예: 태몽, 입덧, 분만 등)

  어르신께서 남성이라면, 가까운 사람이 임신했을 당시의 경험을 말씀해 보세요.
  (예: 아내의 태몽, 입덧, 분만 등)

- 임산부에 대한 속설이나 미신에 대해 알고 계신 것이 있으세요?

- 집에서 아이를 낳은 사람을 본 적이 있으세요?

- 사진을 보고 떠오르는 생각을 자유롭게 말씀해 보세요.

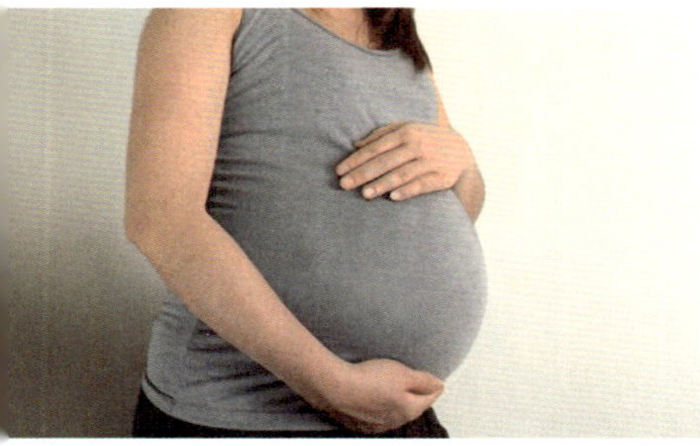

한번 해보세요

- 배를 한번 천천히 쓰다듬어보세요.
  촉감이 어떤지 느껴보세요.

- 인형이나 베개를 갓난아이라고 생각하며 안아보세요.
  어떻게 안아야 안전한 것인지 말씀해 보세요.

- 어르신이나 어르신의 배우자께서 임신하셨을 당시,
  유난히 드시고 싶어했던 음식을 사 드셔보세요.

- 주변에 임신을 한 사람이 있다면 만나서 이야기를
  나눠보세요.

- 버스나 지하철에서 임산부를 배려하는 의자가 어디에
  있는지 찾아보세요.

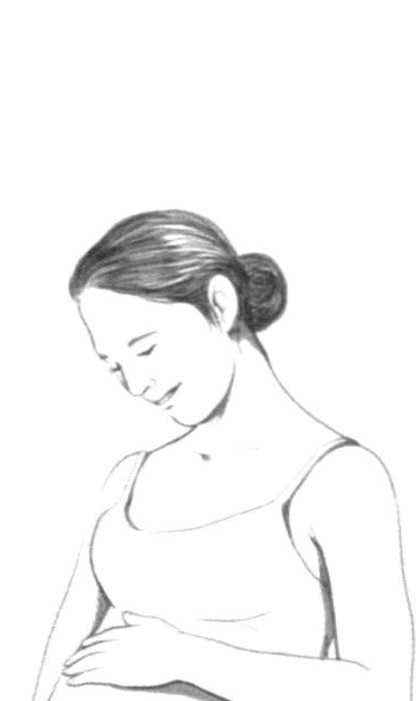

어린 아이에 얽힌 추억이 있다면 적어보세요.

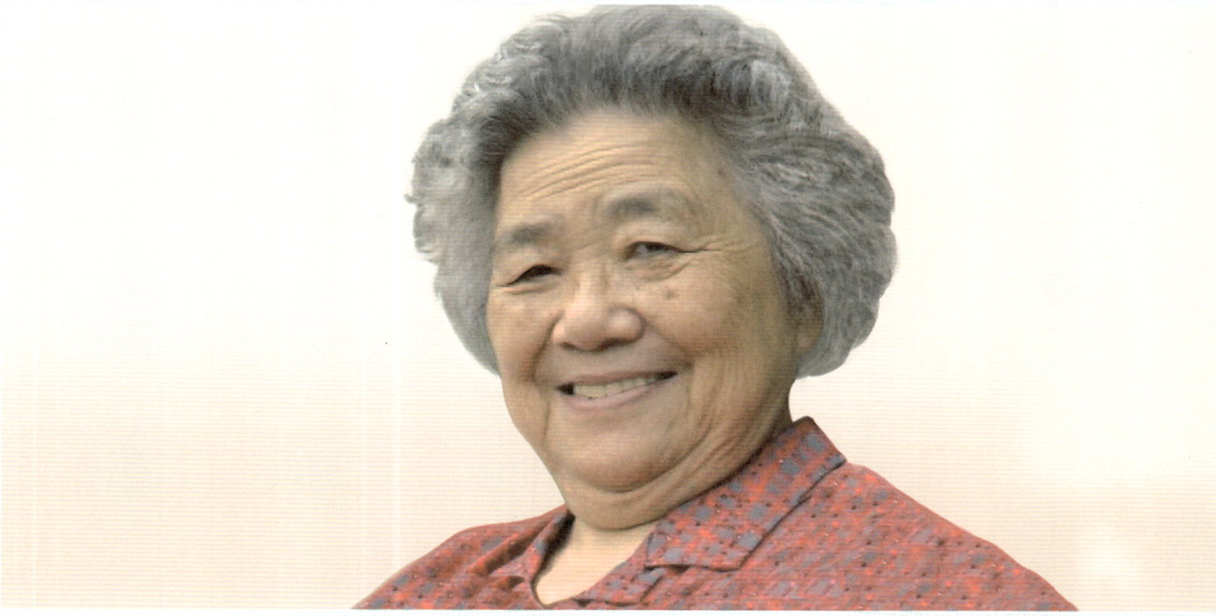

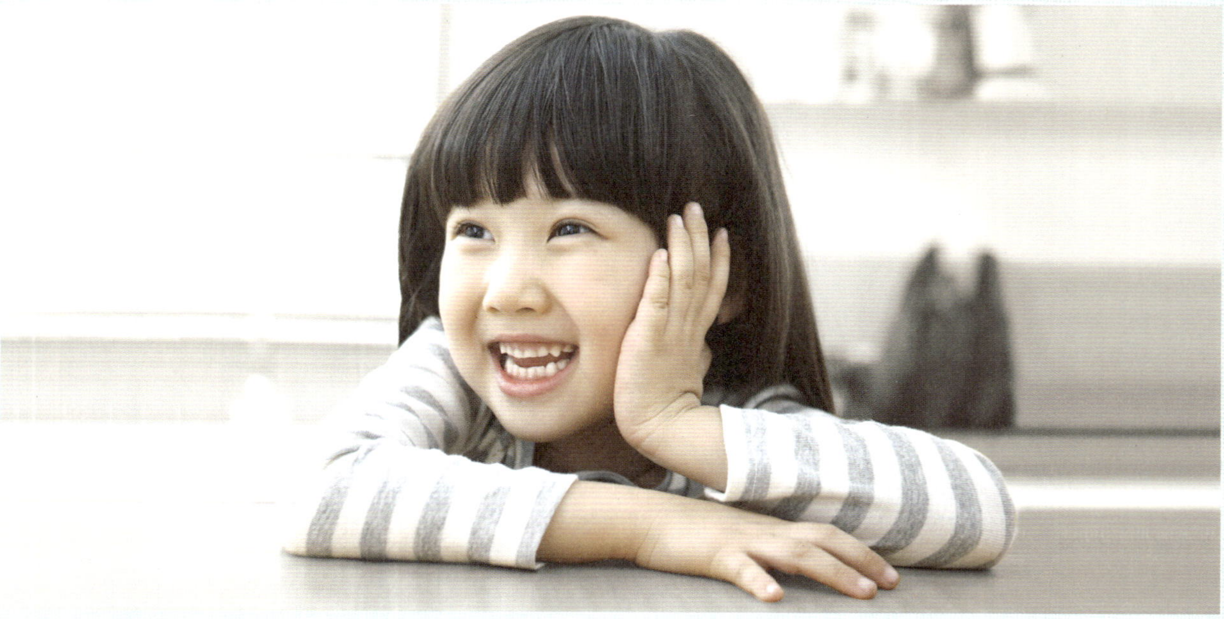

1 사람들의 연령대가 어떻게 될지 한번 맞춰보세요.

3 미역국을 자주 먹어야 하는 사람은 누구일까요?

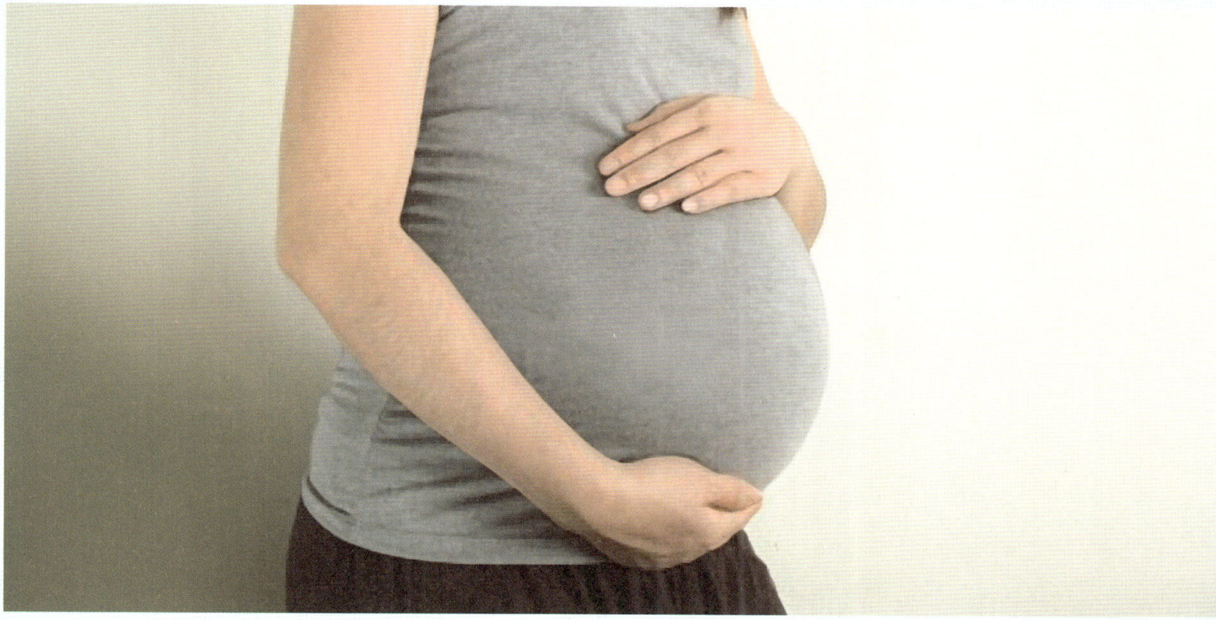

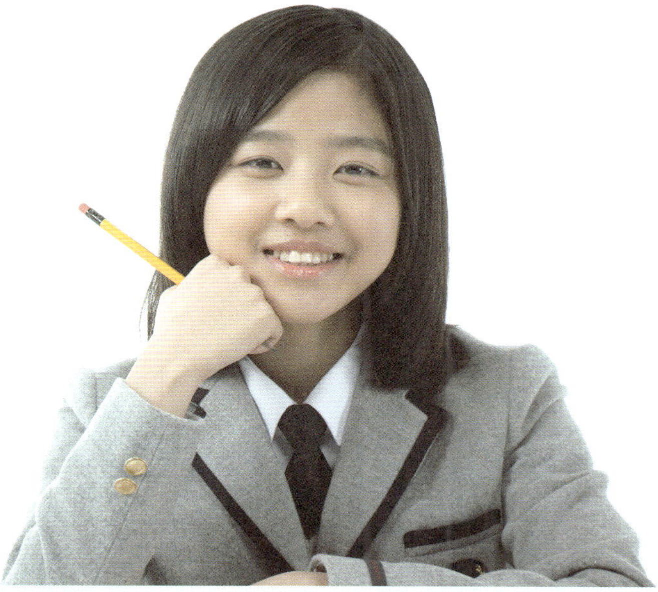

2 가장 나이가 적은 순서대로 사진을 짚어보세요.

4 버스나 지하철의 노약자석에 앉을 수 있는 사람은 누구일까요?

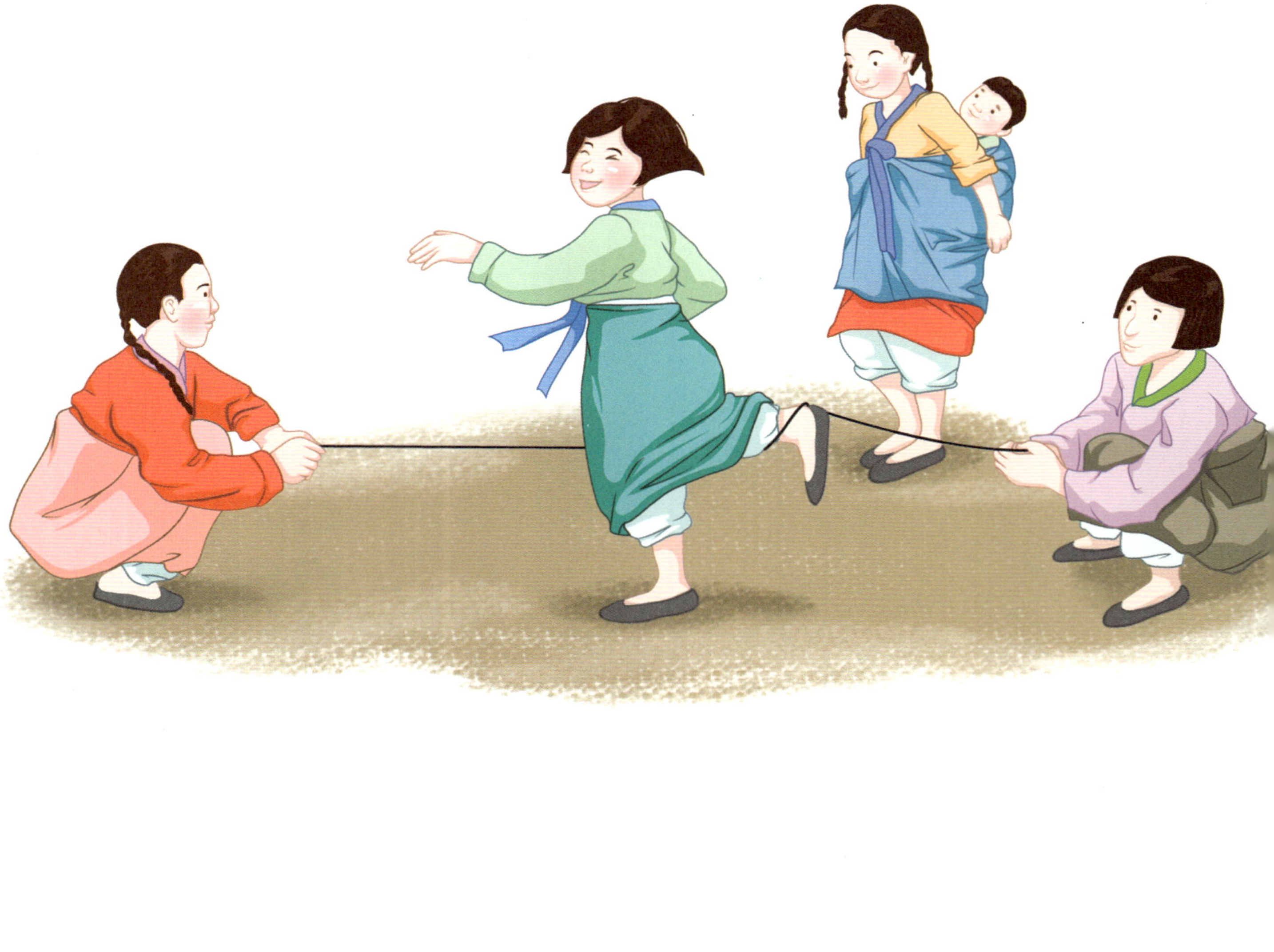

이야기해 보세요

- 아이들이 무엇을 하고 있는지 아시겠어요?
  - 노래를 부르며 고무줄을 뛰어넘는 놀이는 무엇일까요?
- 어린 시절 고무줄 놀이를 해본 적이 있으세요?
  - 있으시다면, 무슨 노래를 부르며 고무줄 놀이를 하셨는지 말씀해 보세요.
  - 없으시다면, 여러 명이 함께 하는 놀이 중 가장 좋아하셨던 놀이를 말씀해 보세요.
- 고무줄을 끊고 도망가는 아이를 본 적이 있으세요?
- 고무줄을 끊고 도망가는 아이 때문에 화가 난 아이를 본 적은 있으세요?
- 혼자서 고무줄 놀이를 하기 위해 나무나 기둥에 고무줄을 묶어둔 적이 있으세요?
- 사진을 보고 떠오르는 생각을 자유롭게 말씀해 보세요.

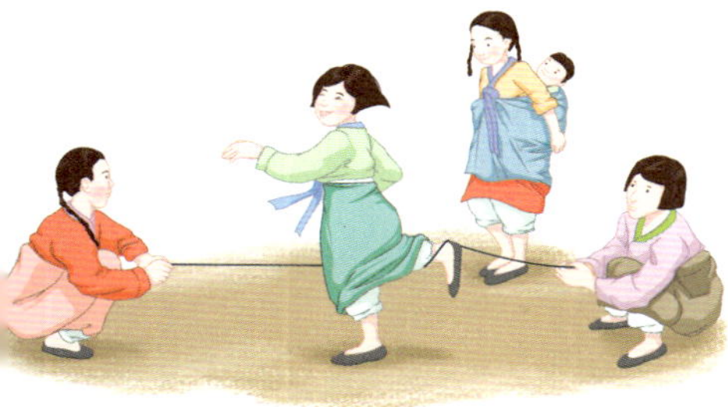

한번 해보세요

- 고무줄 놀이를 하듯이 제자리에서 콩콩 뛰어보세요.
- 고무줄을 의자나 기둥에 묶은 후, 고무줄 놀이를 한번 해보세요.
- 실을 가지고 실뜨기 놀이를 한번 해보세요.
- 놀이터나 운동장에서 아이들이 노는 것을 구경해보세요. 요즘 아이들도 고무줄 놀이를 하는지 살펴보세요.

고무줄 놀이를 하면서 부르거나
듣던 노래가 있다면 가사를 한 번 적어보세요.

♫ 새신을 신고~
뛰어보자 팔딱 ♪

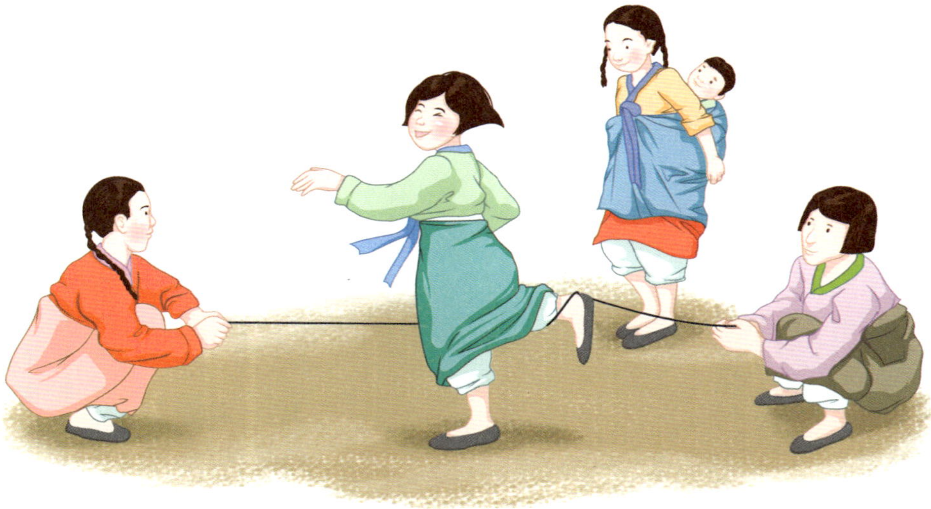

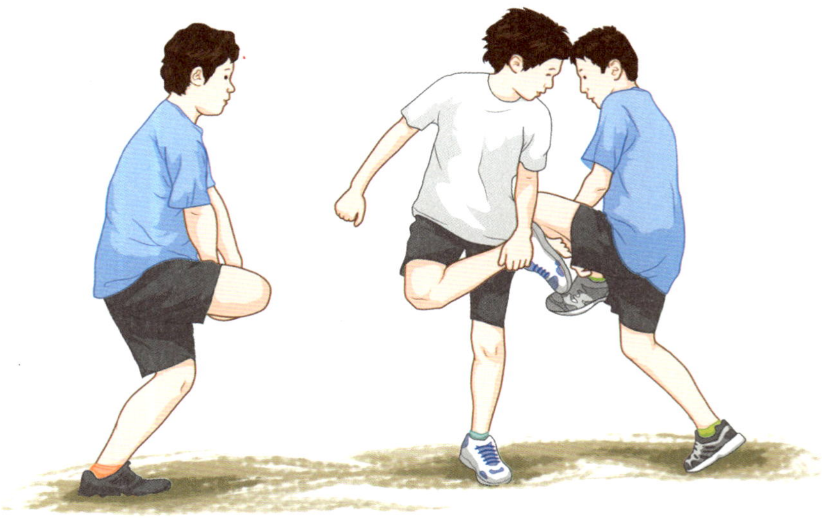

1 무엇을 하는 사진인지 아시겠어요?
놀이의 이름을 말씀해 보세요.

3 힘이 셀 수록 유리한 놀이는 무엇일까요?

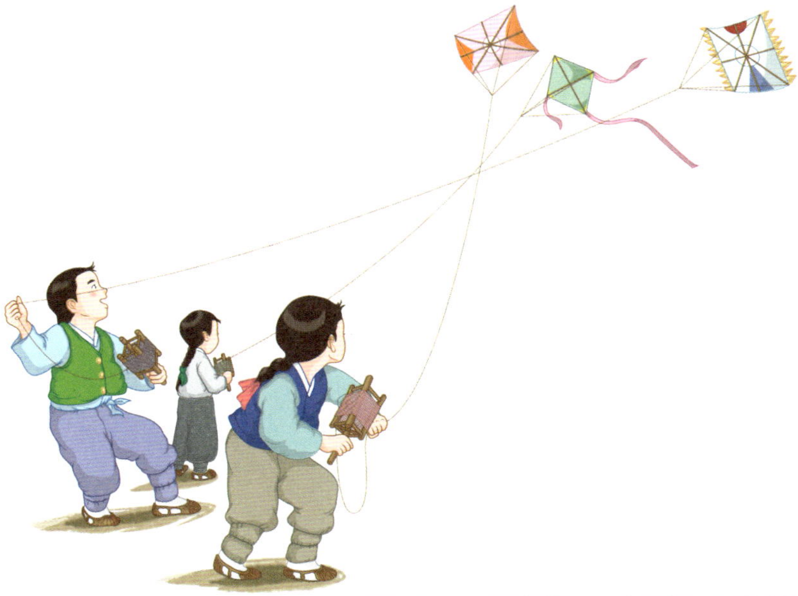

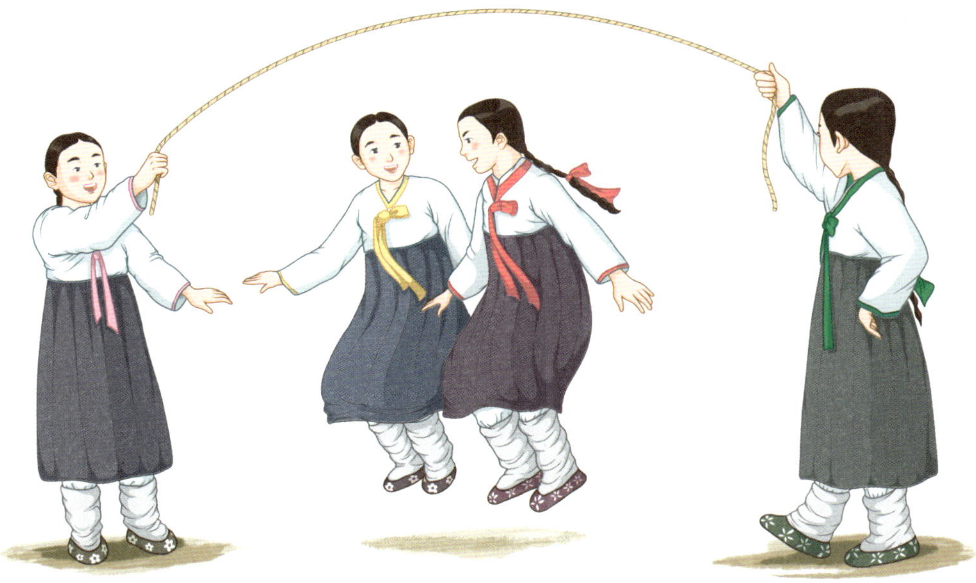

2 줄을 사용하는 놀이를 모두 골라보세요.

4 혼자서도 할 수 있는 놀이를 골라보세요.

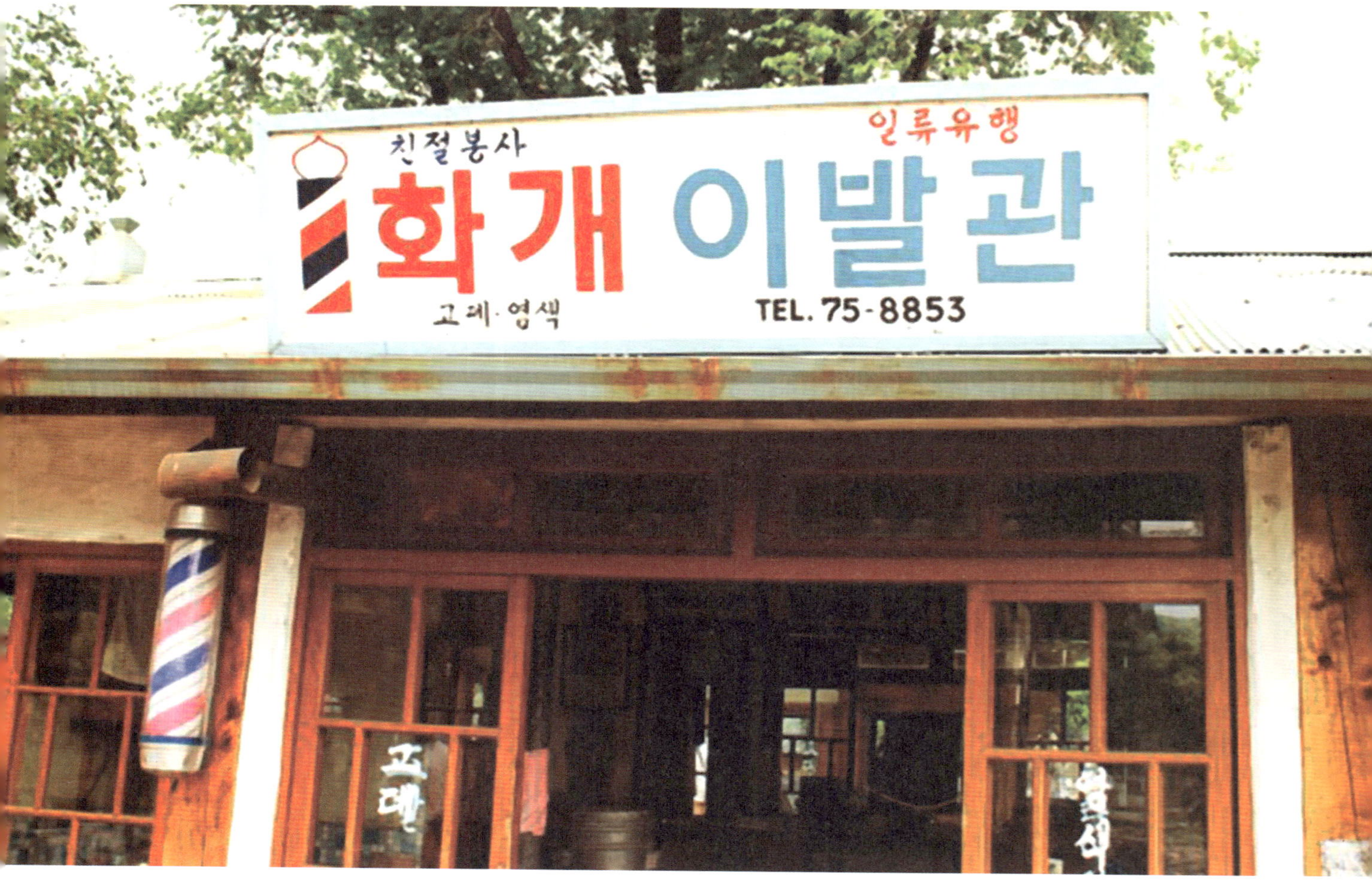
친절봉사
일류유행
화개 이발관
고데·염색
TEL. 75-8853

이야기해 보세요

- 어디인지 아시겠어요?

  머리카락을 깎거나 단정하게 손질해주는 '이곳'은 어디일까요?

- 이용원에 가본 적이 있으시죠?

  이용원에서 손질한 머리가 매우 마음에 들어 기분이 좋았던 적이 있으세요?

  키를 높이기 위해 의자에 걸친 빨래판 위에 앉아 머리카락을 자른 적이 있으세요?

- 학창시절에 어르신의 머리 길이는 어느 정도였나요?
- 어머니께서 직접 머리카락을 잘라주신 적이 있으세요?
- 사진을 보고 떠오르는 생각을 자유롭게 말씀해 보세요.

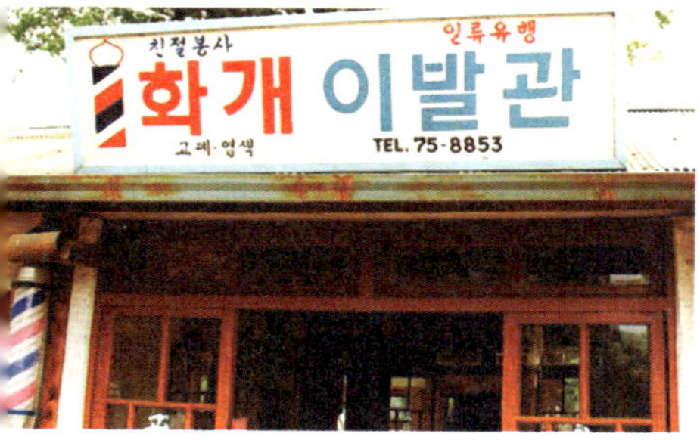

한번 해보세요

- 거울을 보면서 빗으로 머리를 단정하게 손질해 보세요.
- 가족이나 친구의 머리카락에서 흰 머리를 골라보세요.
- 사람들이 요즘 어떤 모양의 머리를 하고 있는지 살펴보세요.
- 주말에는 이발소나 미용실에서 머리카락을 잘라보세요.

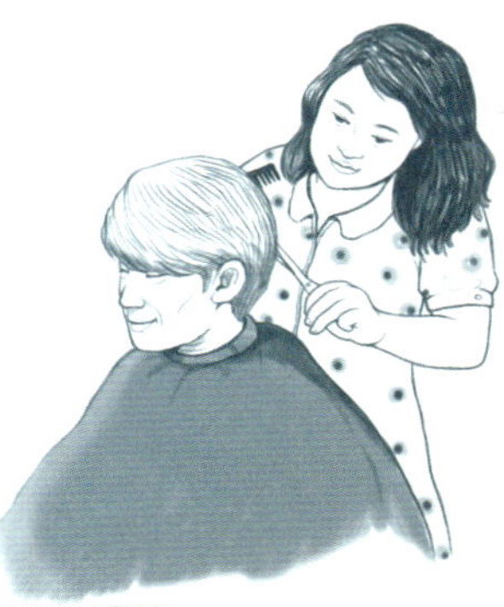

어린 시절 가장 좋아했던 머리 모양을 그려보세요.

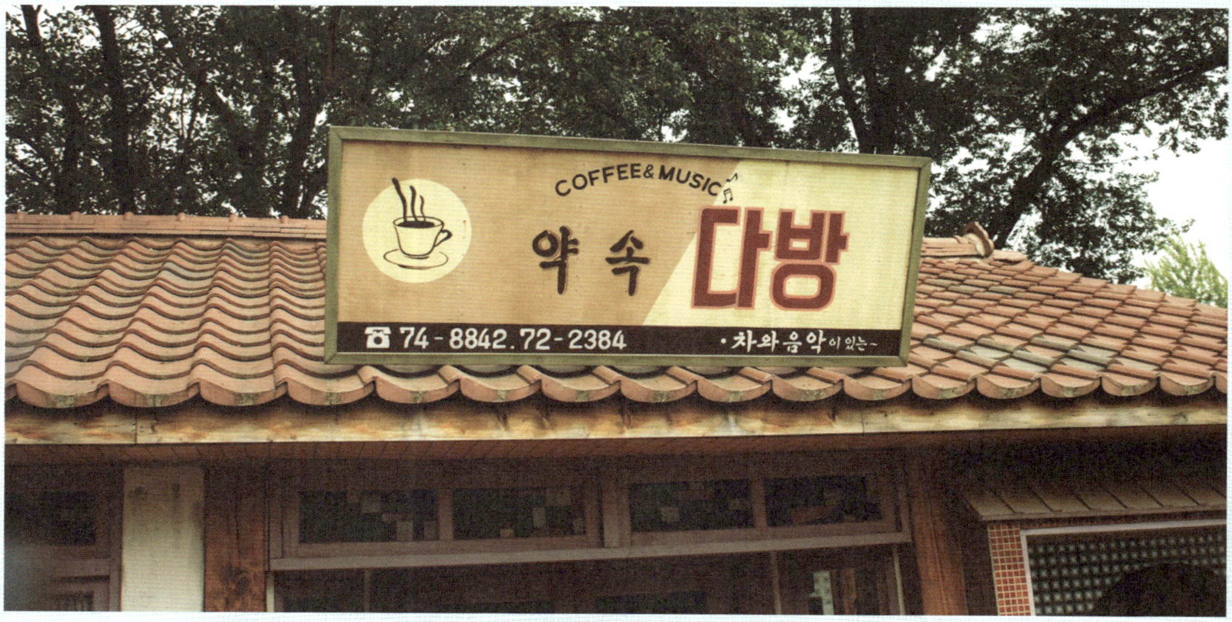

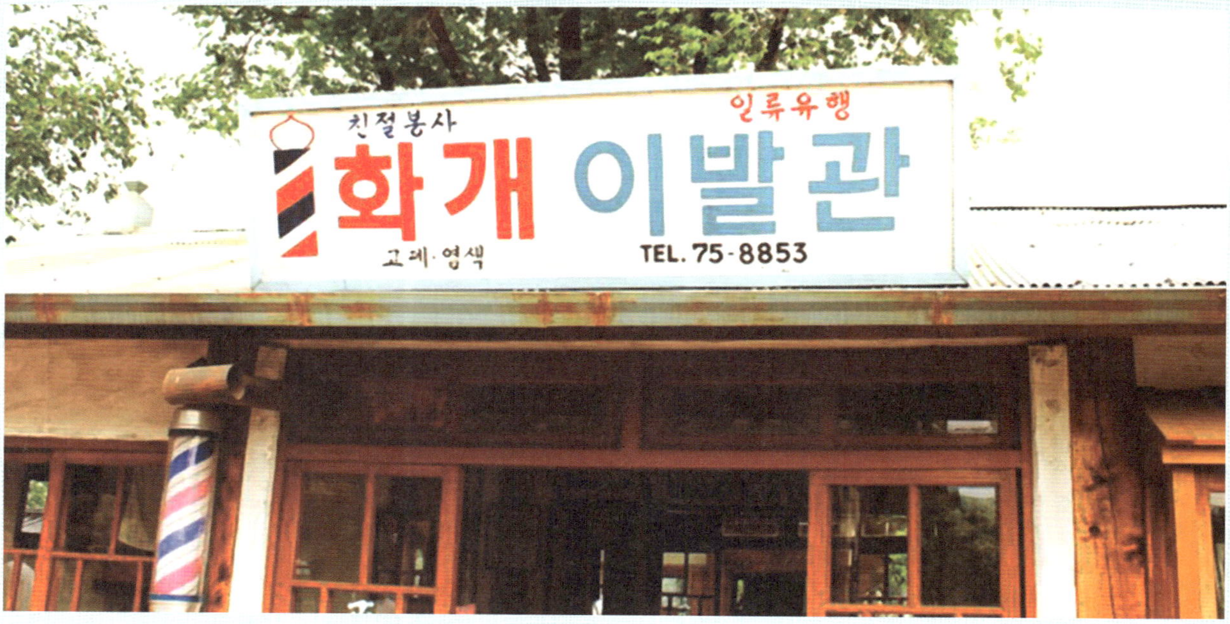

1 무엇을 하는 장소인지 아시겠어요?
장소의 이름을 말씀해 보세요.

3 가위, 바리깡, 드라이기, 고데기가 있는 장소는 어디일까요?

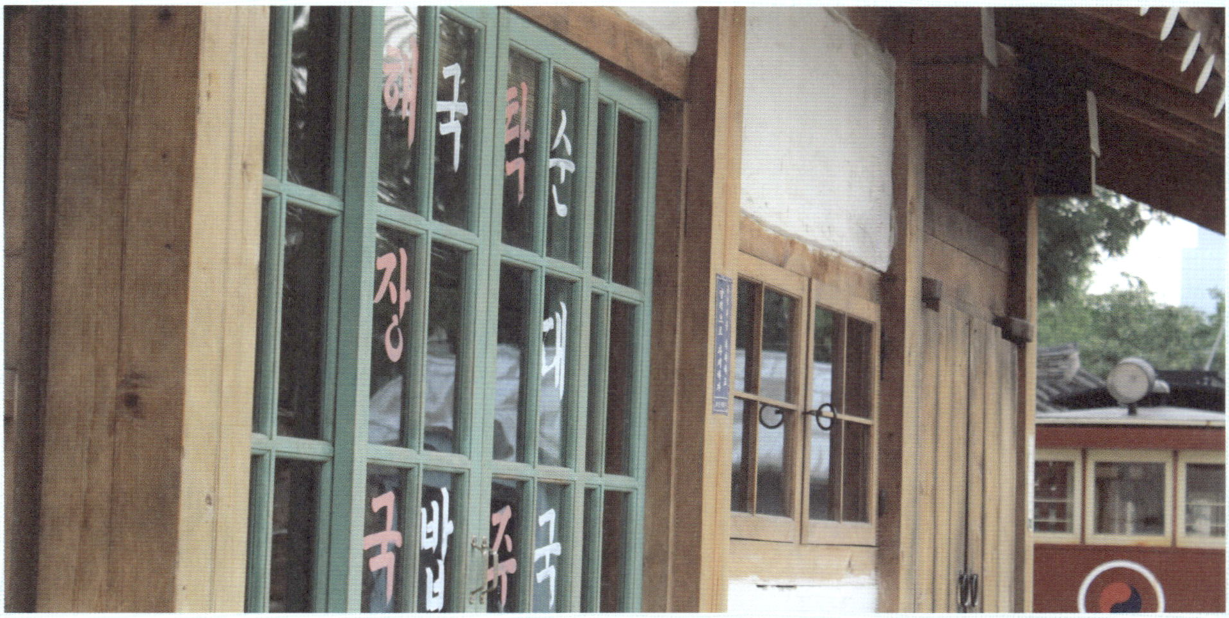

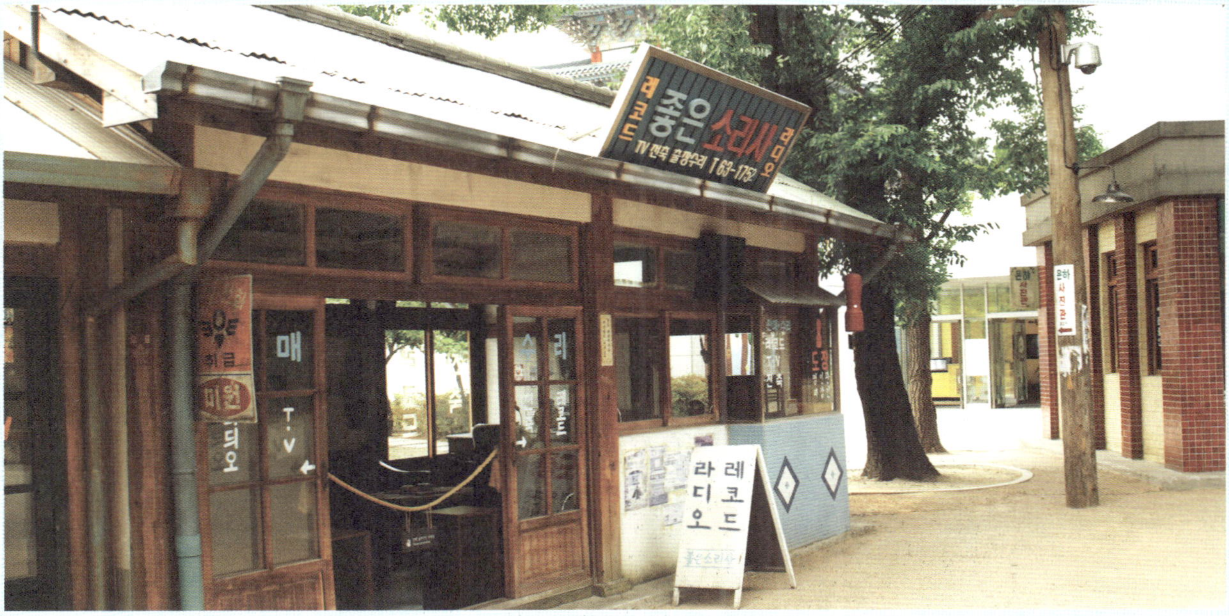

2 사람들끼리 만나 차를 마시는 곳을 골라보세요.

4 레코드 판을 파는 장소는 어디일까요?

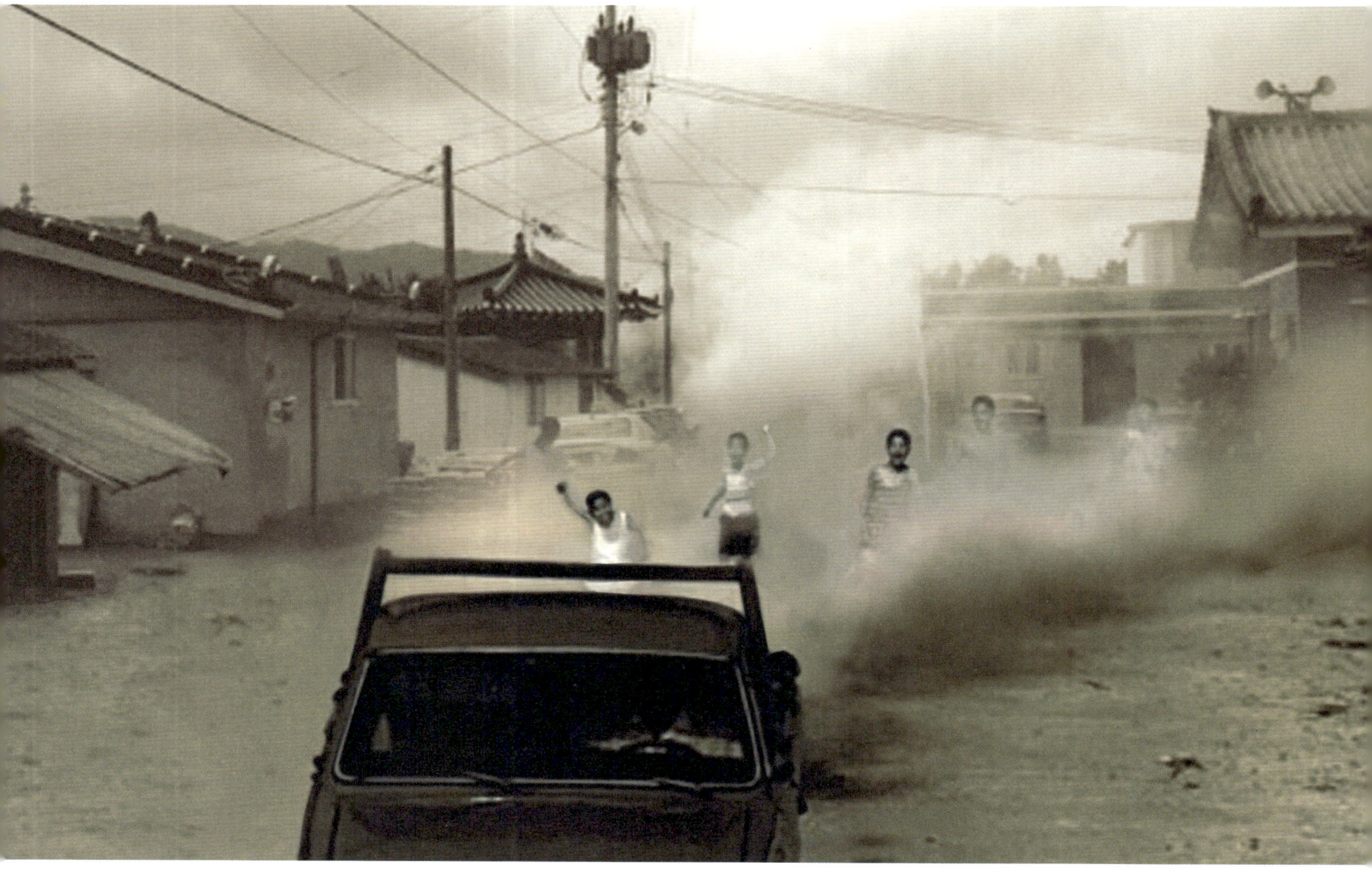

이야기해 보세요

- 아이들이 무엇을 따라가고 있는지 아시겠어요?
  - 소독약을 뿌리는 차로 이름이 '방'으로 시작하는 차는 무엇일까요?
- 어린 시절 방역차를 본 적이 있으시죠?
  - 방역차가 뿌리는 하얀색 연기를 쫓아 뛰어 다녀본 적이 있으세요?
  - 어린 시절 방역차를 따라 다니다 동네 어르신들께 혼난 경험은 없으세요?
- 방역차에서는 어떤 냄새가 나던가요?
- 사진을 보고 떠오르는 생각을 자유롭게 말씀해 보세요.

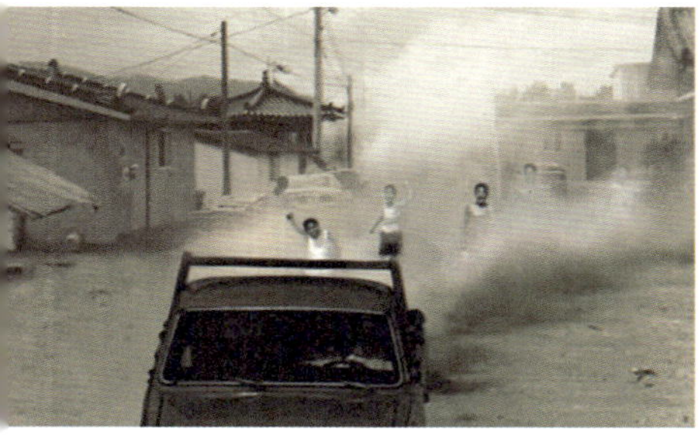

한번 해보세요

- 찰흙으로 작은 자동차를 한번 만들어보세요.
- 집 안에 벌레가 있는지 찾아보세요.
  벌레가 많이 있다면 벌레 잡는 약을 뿌려보세요.
- 냉장고에 상한 음식이 있는지 찾아보세요.
- 거리에 방역차가 돌아다니는지 찾아보세요.
  요즘 아이들도 방역차를 따라다니는지 구경해 보세요.
- 가까운 마트나 수퍼에서 요즘에는 어떤 종류의 소독약이 파는지 찾아보세요.

방역이나 벌레에 얽힌 추억이 있다면 적어보세요.

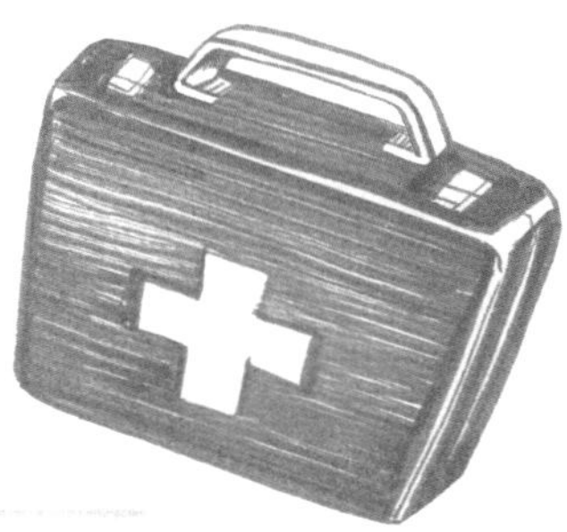

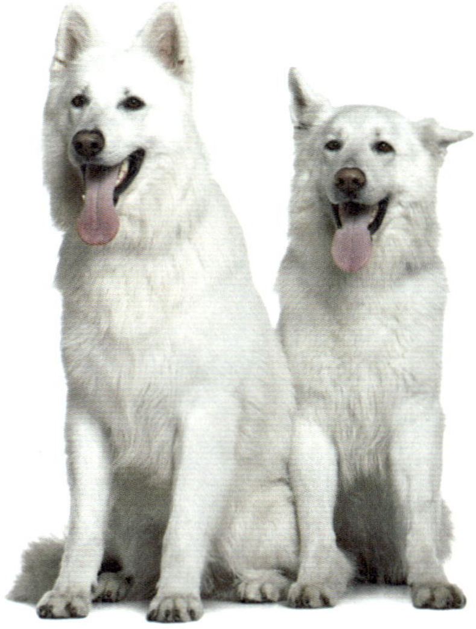

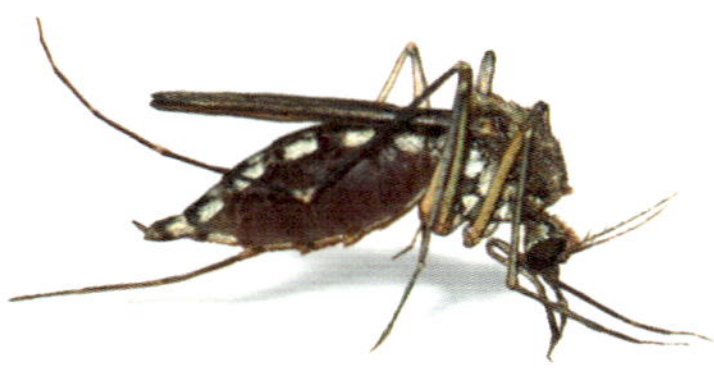

1 무슨 동물, 곤충인지 아시겠어요?

동물, 곤충의 이름을 말씀해 보세요.

3 물리지 않도록 조심해야 하는 곤충을 모두 골라보세요.

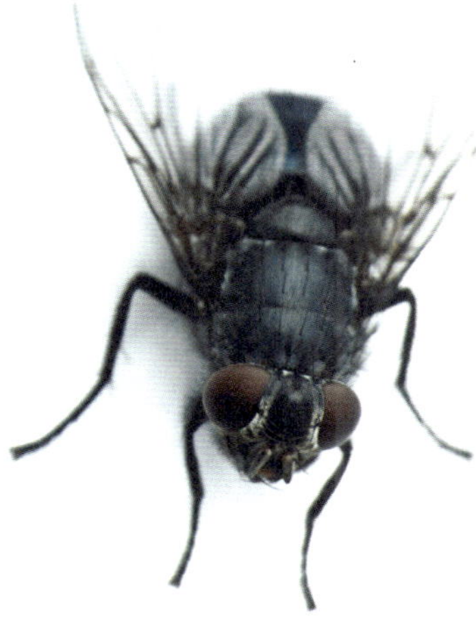

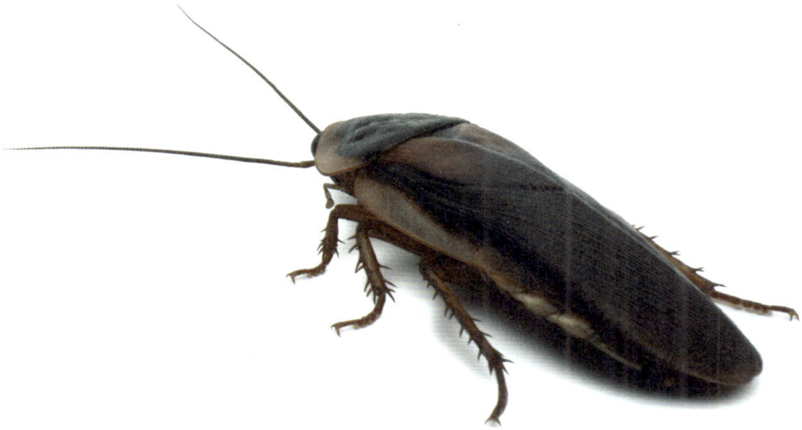

2 음식물 주변에 많이 모이는 곤충을 모두 골라보세요.

4 방역차로 없애려 했던 동물이 아닌 것은 무엇일까요?

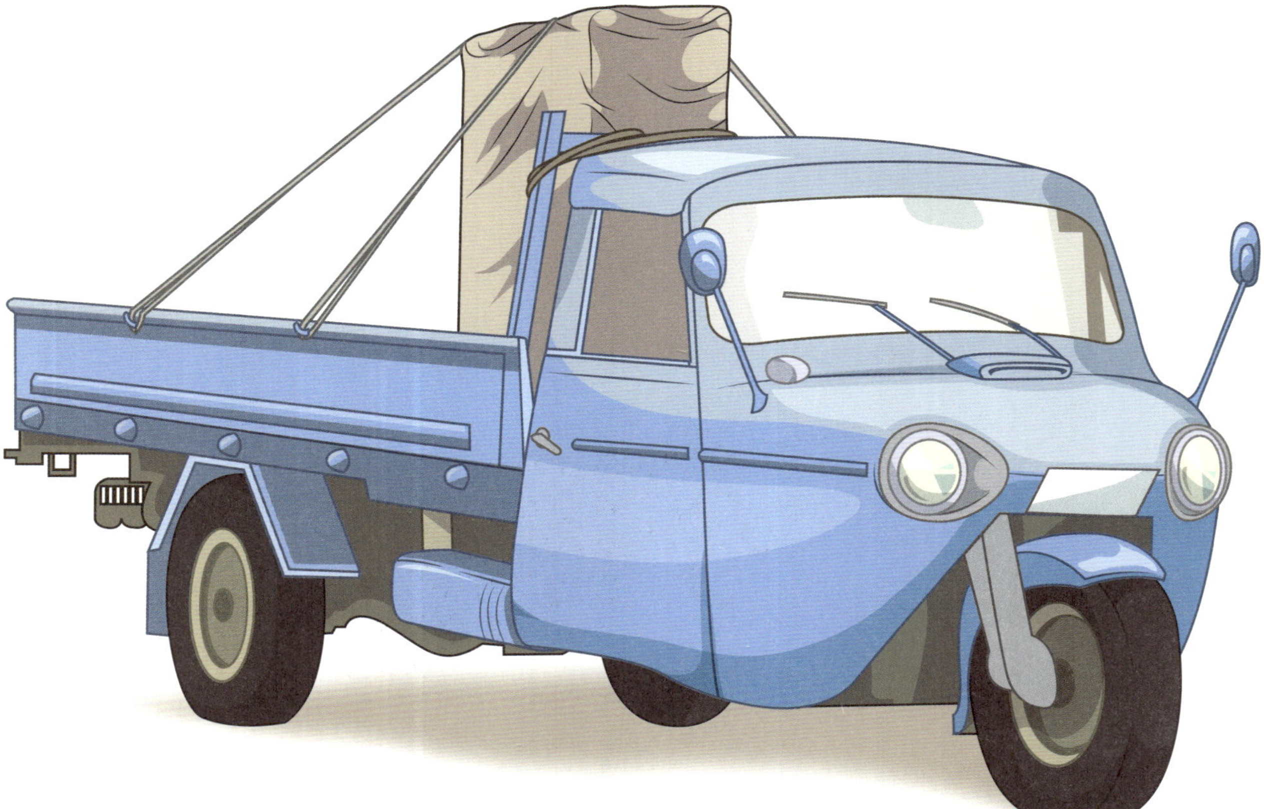

이야기해 보세요

- 무슨 차인지 아시겠어요?

  바퀴가 세 개만 있는 차를 무엇이라 할까요?

- 어린 시절 삼륜차를 보신 적이 있으시죠?

- 삼륜차는 주로 무엇을 싣고 다니나요?

- 삼륜차를 마지막으로 본 날이 언제인지 기억하세요?

- 삼륜차 뒤에 타본 적이 있으세요?
  어떤 느낌이었는지 말씀해 보세요.

- 사진을 보고 떠오르는 생각을 자유롭게 말씀해 보세요.

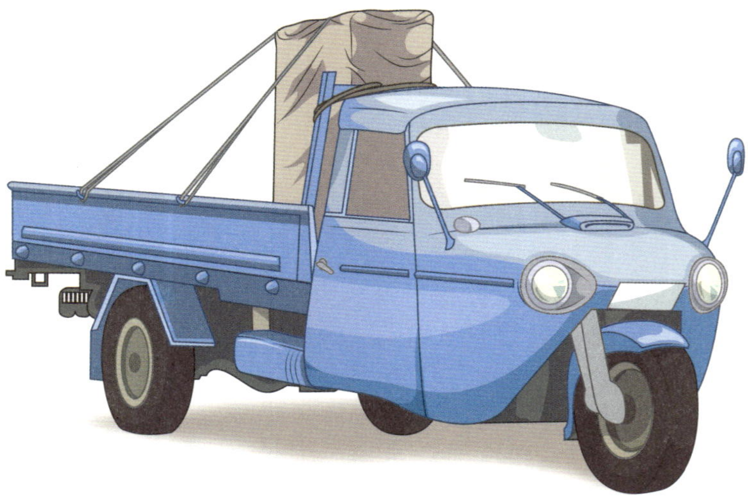

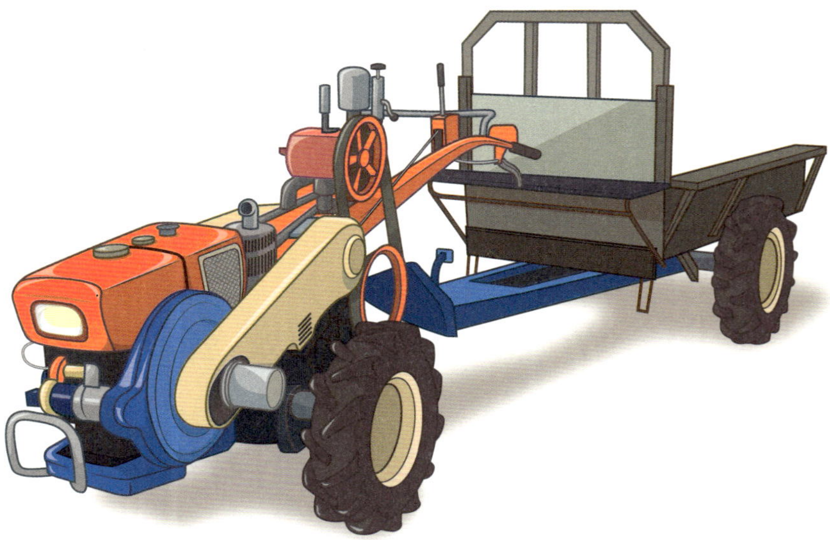

1 무엇인지 아시겠어요?
이름을 말씀해 보세요.

3 장롱이나 냉장고와 같이 큰 짐을 싣는 것을
골라보세요.

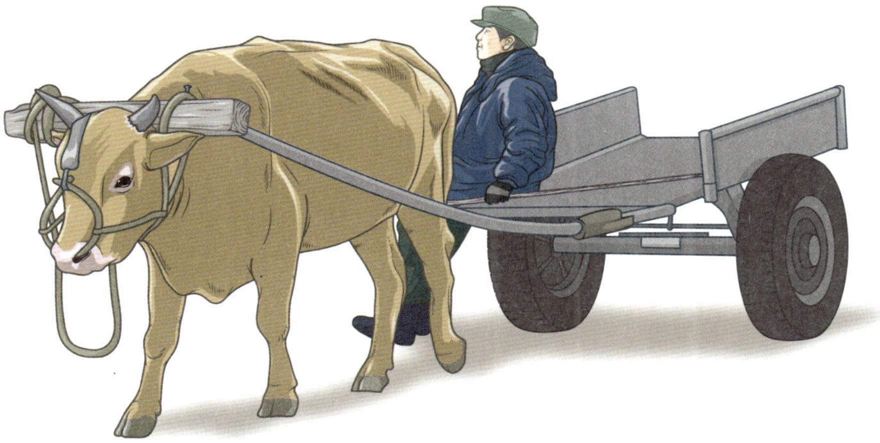

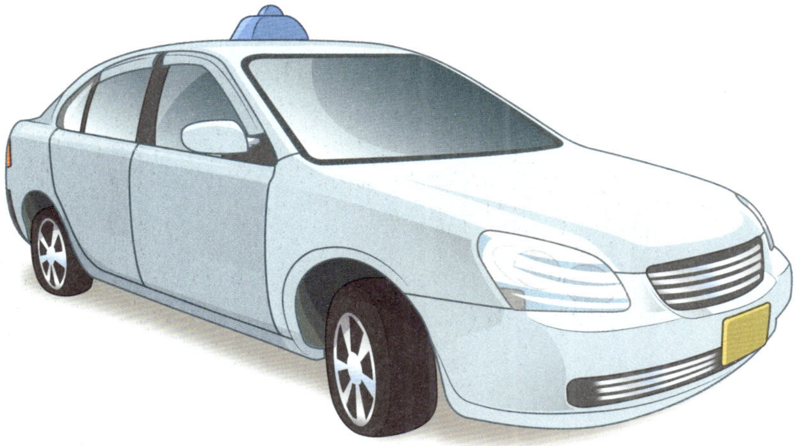

2 주로 농촌에서만 볼 수 있는 것을 모두 골라보세요.

4 일정한 요금을 받고 손님이 원하는 곳까지 데려다 주는 차를 무엇일까요?

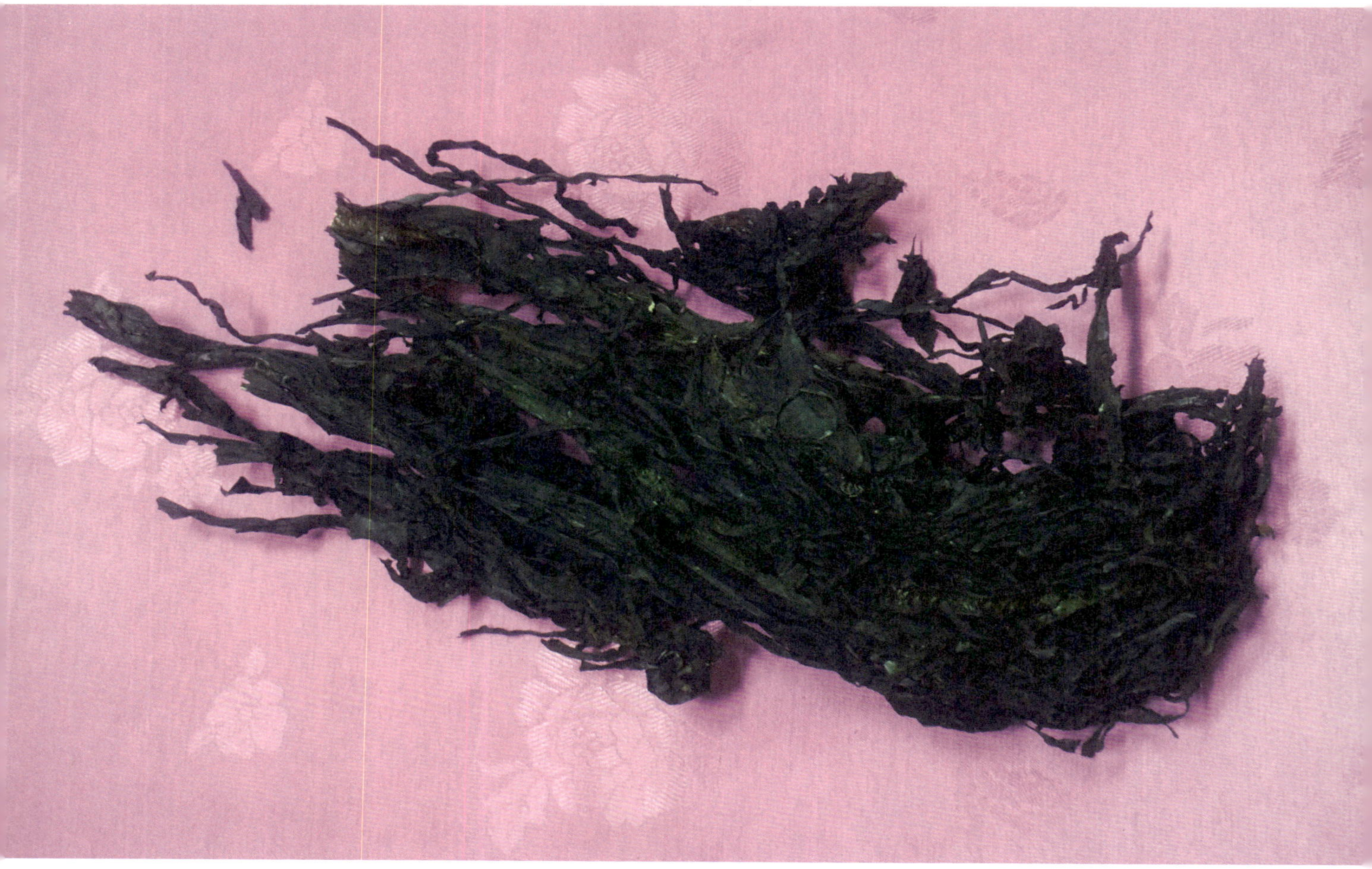

이야기해 보세요

- 무엇인지 아시겠어요?

  생일에 주로 먹는 국의 재료로 사용되는 '이것'은 무엇일까요?

- 미역국을 드셔본 적이 있으시죠?

- 어린 시절 미역국을 좋아하셨나요?

  좋아하셨다면, 미역국을 얼마나 자주 드셨는지 말씀해 보세요.

  좋아하지 않으셨다면, 가장 자주 드시는 국에 대해 말씀해 보세요.

- 생일에 다른 사람이 끓여준 미역국을 먹고 감동을 받은 적은 없으세요?

- 사진을 보고 떠오르는 생각을 자유롭게 말씀해 보세요.

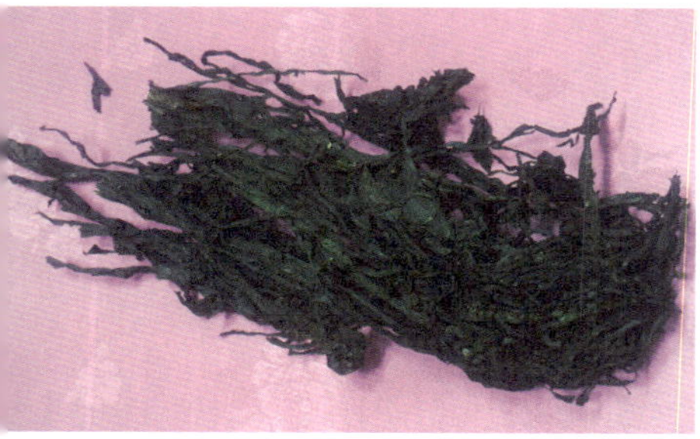

한번 해보세요

- 미역을 적당한 길이로 잘라 물에 담가보세요.
  미역을 물에 불리면 어떻게 되는지 만져도 보고 냄새도 맡아보세요.

- 미역국을 먹어야 하는 날을 달력에 모두 표시해 보세요.
  (예: 생일, 지인의 출산일 등)

- 맛있는 미역국이나 미역 냉국을 한번 만들어보세요.

- 시장이나 슈퍼에서 싱싱한 미역을 골라보세요.
  어떤 미역이 싱싱한 것인지 잘 살펴보세요.

- 주말에는 맛있는 국을 파는 음식점에 한번 가보세요.
  요즘엔 사람들이 어떤 국을 좋아하는지 살펴보세요.

어린 시절 가장 마음에 들었던
생일선물이 있다면 그려보세요.

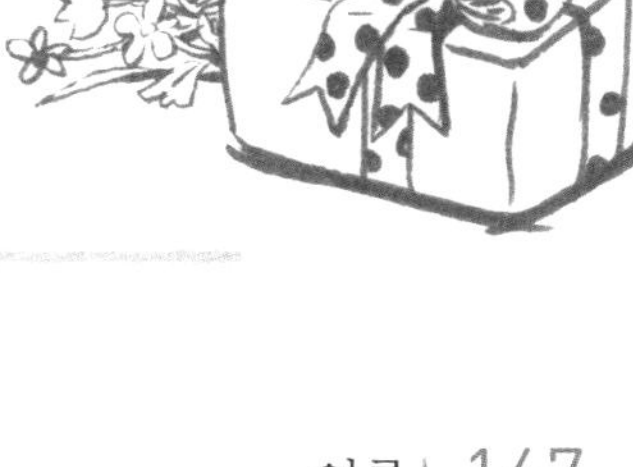

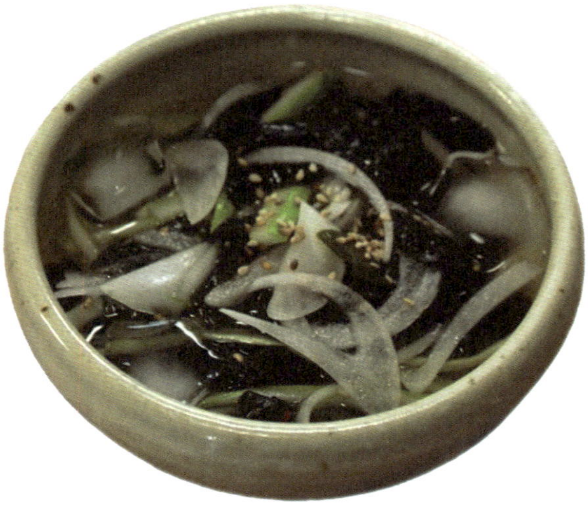

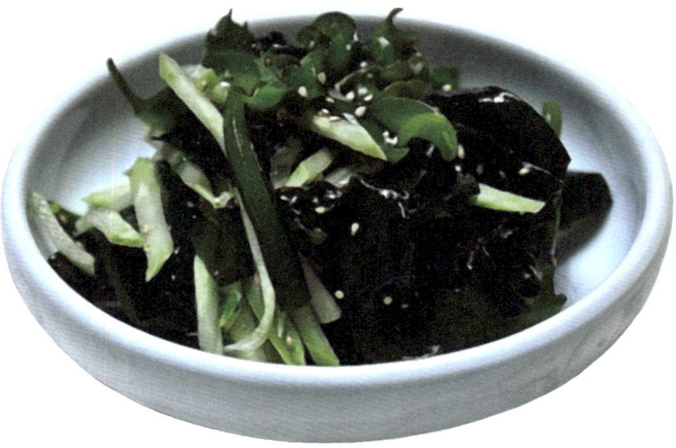

1 무슨 음식인지 아시겠어요?
음식의 이름을 말씀해 보세요.

3 차갑게 먹어야 맛있는 음식은 무엇일까요?

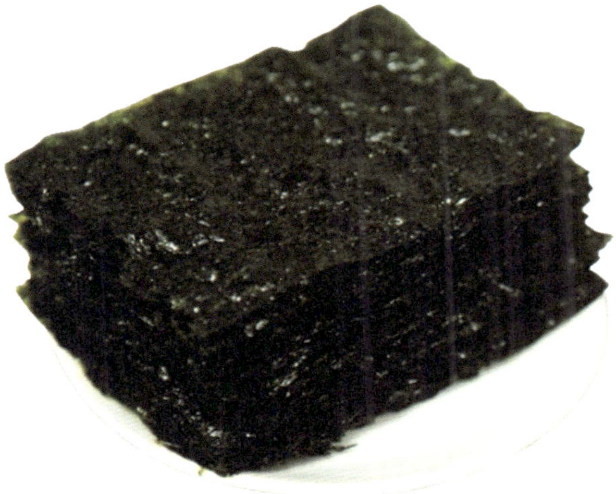

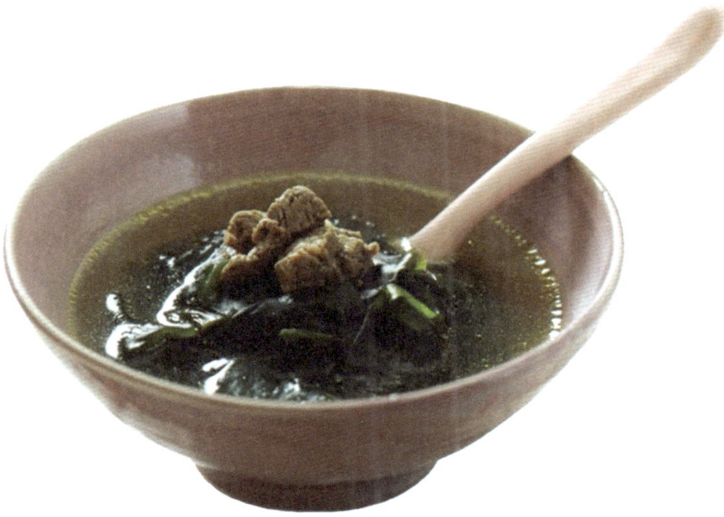

2 뜨겁게 먹어야 맛있는 음식은 무엇일까요?

4 미역을 재료로 사용하지 않은 음식을 하나 골라보세요.

25 장맛비, 그 시원한 소리

1)

봄	겨울
가을	여름

2) 여름
3) 가을
4) 겨울

---

31 원두막에서 한입 가득 베어먹던 수박

1)

참외	고구마
수박	사과

2) 고구마
3) 수박
4) 참외

---

37 비극적인 민족의 역사 6.25

1)

설날	광복절
육이오	크리스마스

2) 육이오
3) 설날
4) 크리스마스

답안

43 구슬치기, 잘 하셨나요?

1)

화투	구슬
종이비행기	바람개비

2) 종이비행기, 바람개비
3) 화투 – 그림의 짝을 맞추기, 구슬치기 – 구슬을 던져 맞추기, 종이비행기 – 바람을 이용해 날리기, 바람개비 – 바람을 이용해 돌리기
4) 화투

49 간첩은 휴전 없다

1)

반공표어	북한 삐라
북한 삐라	북한 삐라

2) 반공표어
3) 반공표어
4) 북한삐라

55 빨간 공중전화, 요즘은 안 보이네요!

1)

호마이카상	자전거
공중전화기	영사기

2) 호마이카상
3) 자전거
4) 호마이카상, 공중전화기, 자전거

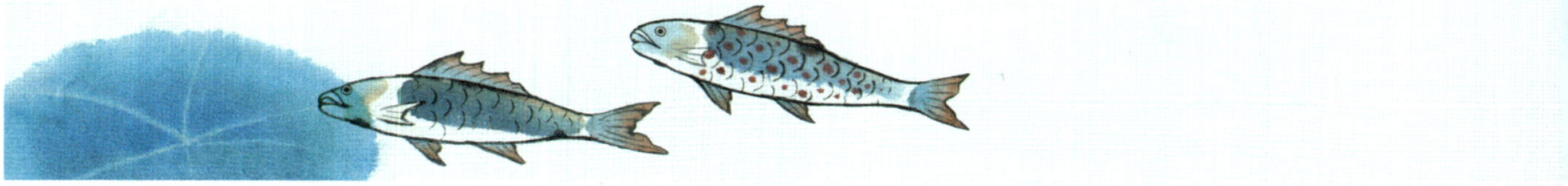

61 물 펌프질, 해 보셨어요?

1)

절구	돌탑
물펌프	장작

2) 장작
3) 절구, 물펌프, 장작
4) 돌탑

---

67 하얀 줄무늬가 있는 노란 참외

1)

복숭아	딸기
감	참외

2) 딸기
3) 복숭아 – 노란색과 빨간색, 딸기 – 빨간색, 감 – 주황색, 참외 – 노란색
4) 딸기

---

73 파도가 부서지는 바닷가

1)

바다	밭
논	산

2) 논
3) 바다 – 해안가, 밭 – 육지, 논 – 육지, 산 – 육지
4) 바다

79 팔과 얼음의 만남! 팔빙수

1)

팥	아이스크림
설탕	얼음

2) 아이스크림, 얼음
3) 아이스크림, 얼음
4) 얼음, 설탕, 팥

87 대한 독립 만세

1)

광복절 (8월 15일)	민주화운동 기념일 (5월 18일)
식목일 (4월 5일)	연말 (12월 31일)

2) 식목일
3) 광복절
4) 연말

95 떴다 떴다 종이비행기

1) 종이비행기
2) 종이
3) 1 → 2 → 3 → 4
4) 바람이 잘 부는 장소

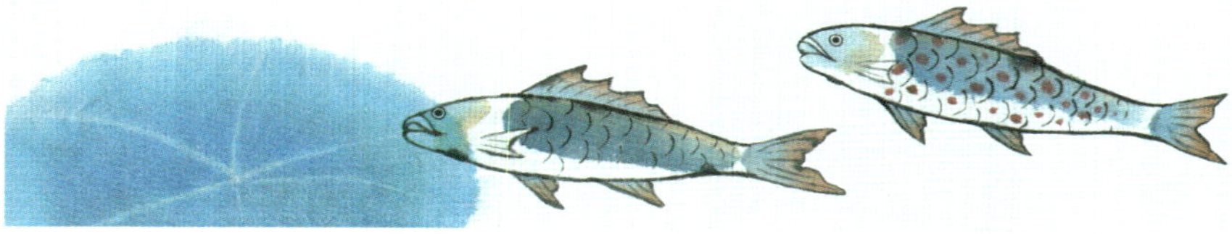

103 얼마나 울었던가, 동백아가씨

1)

이미자	태진아
패티김	박정희

2) 여자 – 이미자 패티김, 남자 – 박정희, 태진아
3) 이미자, 태진아, 패티김
4) 박정희

---

109 빨래판에 쓱싹 쓱싹, 손빨래하기

1)

내복	교복
군복	부채

2) 군복
3) 내복, 군복, 교복
4) 속옷 – 내복, 겉옷 – 군복, 교복

---

115 돌고 도는 물레방아

1)

물레방아	맷돌
절구	빨래도구

2) 맷돌
3) 물레방아와 빨래도구 – 물이 흐르는 장소, 맷돌과 절구 – 마당
4) 빨래도구

121 선녀들이 건너간 오색다리, 무지개

1)

검정색	파란색
노란색	빨간색

2) 검정
3) 어르신의 선호에 따라 다른 답이 나올 수 있음
4) 검정색, 노란색

---

127 맴맴 여름을 알리는 매미

1)

매미	벌
모기	개미

2) 모기, 벌, 개미
3) 매미
4) 개미

---

133 값 싸고 시원한 냉면이요

1)

짜장면	된장찌개
냉면	짬뽕

2) 냉면
3) 된장찌개
4) 한국음식 – 된장찌개, 중국음식 – 짜장면, 짬뽕, 한국/중국음식 – 냉면

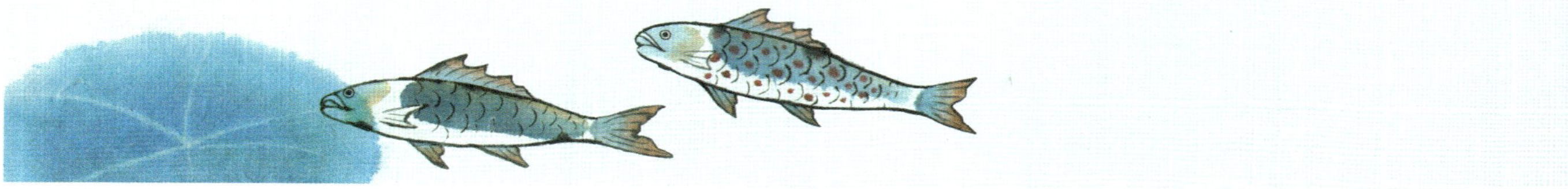

139 배가 남산만 해졌네요!

1)

할머니	임산부
어린이	학생

2) 어린이 → 학생 → 임산부 → 할머니
3) 임산부
4) 할머니, 임산부, 어린이

---

145 폴짝 폴짝 신나던 고무줄뛰기!

1)

고무줄 놀이	연날리기
닭싸움	줄넘기

2) 고무줄놀이, 연날리기, 줄넘기
3) 닭싸움
4) 연날리기

---

151 하얀 가운 이발사의 가위질 소리

1)

다방	국밥집
이발소	레코드사 (음반판매점)

2) 다방
3) 이발소
4) 음반판매점

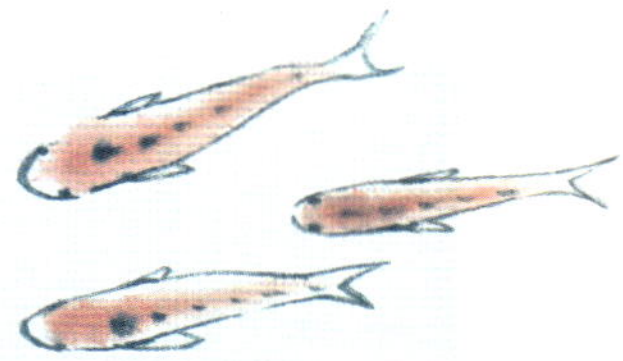

157 놓칠세라 쫓아다니던 방역차 하얀 꼬리

1)

개	파리
모기	바퀴벌레

2) 파리, 바퀴벌레
3) 개, 모기
4) 개

---

163 삼륜차, 다 어디 갔나요?

1)

삼륜차	소달구지
경운기	자동차(택시)

2) 경운기, 소달구지
3) 삼륜차
4) 자동차(택시)

---

169 오늘 미역국 드셨나요?

1)

미역냉국	김
미역무침	미역국

2) 미역국
3) 미역냉국
4) 김

여 · 름 · 의 · 추 · 억

아버지, 우리 어릴때 아버지 휴가때는
시골집 계곡으로 놀러갔었잖아요.
좋은 자리 찾으신다고 한참을 올라가셔서
버들개랑 가재랑 잡고, 물이 참 맑다시며
여름마다 갔었잖아요.
여름의 추억을 선물해 주신 나의 아버지.

기억의 끝자락까지 함께할 소중한 당신에게

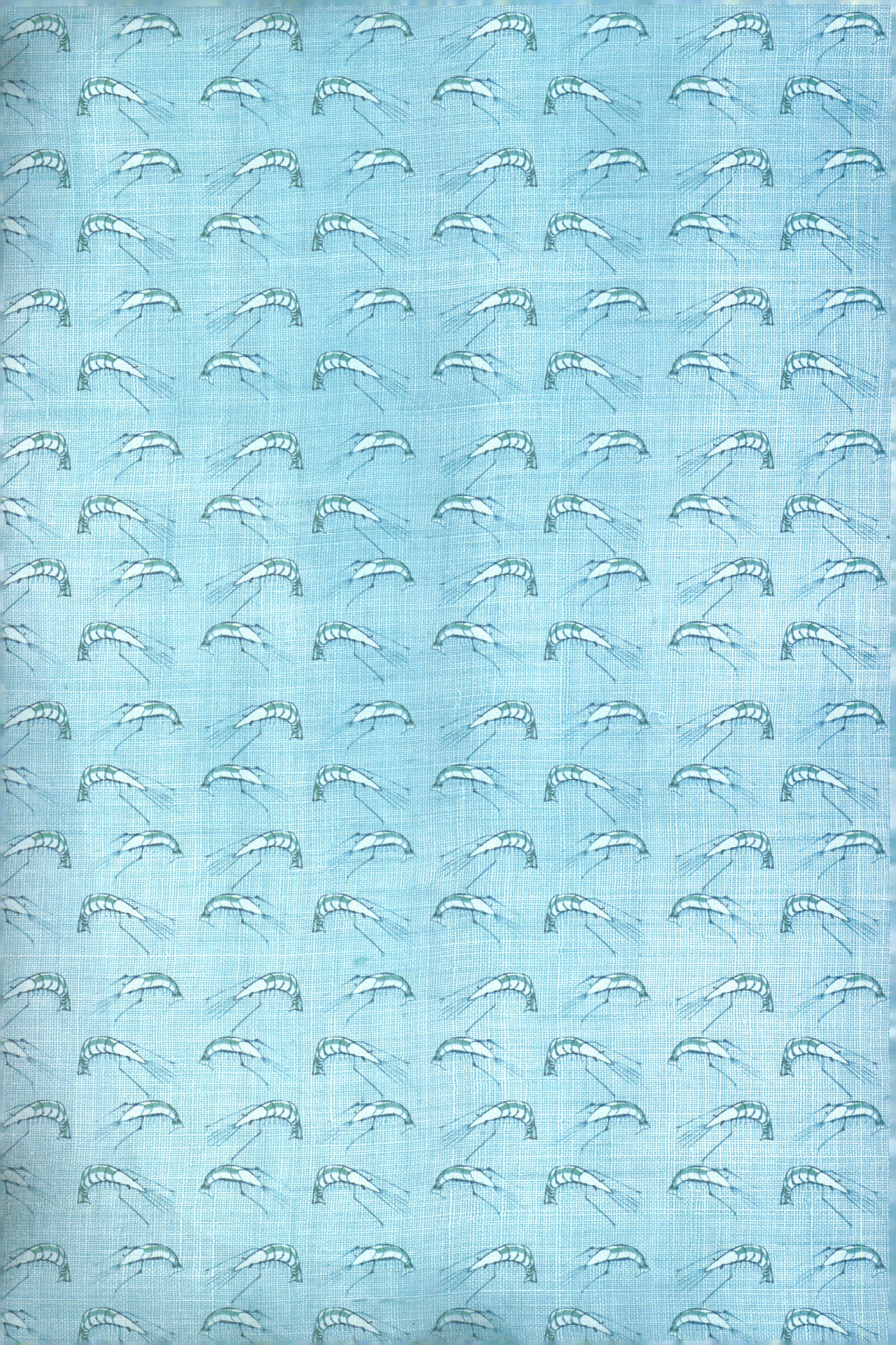